1974

AF473255

DÉPOT LÉGAL
15
1911

1586

LA FIÈVRE MÉDITERRANÉENNE

BIBLIOTHÈQUE NATIONALE R.F. IMPRIMÉS

(FIÈVRE DE MALTE)

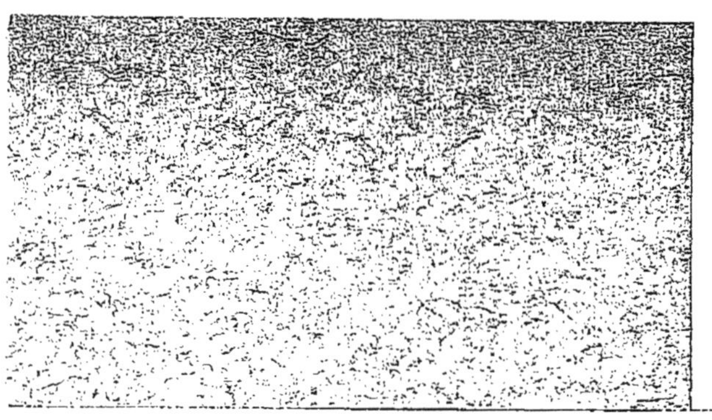

LA FIÈVRE MÉDITERRANÉENNE

(FIÈVRE DE MALTE)

1506

OUVRAGES DU MÊME AUTEUR

De la voie rectale et de son utilisation en thérapeutique, brochure de 70 pages. Paris, 1893.

Projet de maison de santé, brochure de 16 pages. Tunis, 1897.

De l'Assistance publique française en Tunisie, brochure de 16 pages. Tunis, 1897. Picard et Cie.

Une trachéotomie et un tubage chez des Musulmans, *in Bulletin médical*. Paris, 1898.

Le Bouton d'Orient (Bouton tunisien), brochure de 20 pages. Tunis, 1898. Picard et Cie.

Hypnotisme et Aïssaouas, brochure. Tunis, 1898.

Deux cas de néphrite rhumatismale avec urémie convulsive, *in Bulletin médical*, août 1898. Paris.

L'Hygiène infantile, brochure in-8° de 98 pages. Tunis, 1898. Picard et Cie.

Psychologie de la femme arabe, *in Revue Tunisienne*, 1898. Tunis.

Traitement du paludisme chez l'enfant, *Bulletin médical de l'Hôpital civil français de Tunis*, 1899.

Traitement du paludisme.

Diagnostic des abcès du foie, brochure. Tunis, 1899.

Les indications des injections hypodermiques de quinine, *in Bulletin médical de l'Hôpital civil français de Tunis* 1889.

Traitement du paludisme, aigu ou chronique, par les injections hypodermiques de bichlorhydrate de quinine, (en collaboration avec Marcel DROUILLARD), communication, à la *Société de thérapeutique*, 1900.

L'hygiène de l'escrime en été, brochure, 1900.

La Psychologie de l'escrime, brochure, 1900.

L'art pratique de formuler, in-18 de 260 pages. G. Steinheil. Paris, 1900 (3e édition 1909).

De l'emploi du dermatol en gynécologie et influence du paludisme sur l'appareil génital de la femme, mémoire à la *Société obstétricale Gynécologique de Paris.*

Le traitement de l'hépatisme paludéen et l'hydrothérapie dans la convalescence de la fièvre typhoïde, *in Bulletin médical de l'Hôpital civil français de Tunis.*

Tunis et ses environs (Chez Picard, Tunis, 1901).

L'hygiène du colon ou vade-mecum de l'Européen aux colonies. Paris, G. Steinheil, 1902.

Traitement du paludisme par les injections intramusculaires de quinine, *Bulletin de l'Hôpital civil français de Tunis*, 1902.

Pour maigrir, brochure 90 pages, chez Weber, Imprimerie Association ouvrière, Tunis, 1908.

Grandes pages médicales. En préparation.

Docteur **LEMANSKI**

LA

FIÈVRE MÉDITERRANÉENNE

R.F.

(FIÈVRE DE MALTE)

PARIS
G. STEINHEIL ÉDITEUR
2, RUE CASIMIR-DELAVIGNE, 2

1911

INTRODUCTION

Sommaire — Étude d'ensemble des travaux récents. — Critique vécue. — Pratique personnelle. — Épidémiologie. — Éléments français et indigènes. — La pratique des médecins italiens. — Consultations. — Trop de fièvres de Malte en France. — Circonspection dans le diagnostic. — Observation rigoureuse. — Clinique et laboratoire.

J'ai pensé qu'une étude d'ensemble sur la fièvre méditerranéenne, basée sur les travaux les plus récents, pourrait être intéressante. A l'heure actuelle cette entité morbide a, semblable aux grandes infections, comme la peste, le choléra ou la fièvre jaune, fait des incursions en Europe, dans des régions où elle était inconnue; quittant le bassin de la Méditerranée, où elle était endémique, elle est apparue dans diverses parties de la France, où elle a été aussitôt signalée.

Une étude critique de la symptomatologie, de l'évolution, du diagnostic de cette maladie peut en donner une idée, plus véritable et plus exacte, à ceux qui l'ignorent.

Il eût été fastidieux pour un médecin,étranger aux faits cliniques dont il sera question, de réunir en une compilation bibliographique, les nombreux articles, revues, monographies qui ont déjà paru. Je crois qu'une étude personnelle, vécue, participant d'une expérience médicale de dix-huit ans dans le Nord de l'Afrique, permettra de mieux analyser et de vérifier plus complètement les assertions des auteurs.

En Tunisie, la pyrétologie est assez complexe, surtout pour le débutant. Fréquemment on rencontre la fièvre typhoïde avec des modalités très diverses, le typhus exanthématique, les fièvres intermittentes à types variables, les embarras gastriques fébriles saisonniers, la coli-bacillose, et enfin la fièvre méditerranéenne, pyrexie inconstante dans sa marche, atypique dans son évolution, sans signe pathognomonique essentiel.

Ces diverses infections ont beaucoup de caractères communs, et des ressemblances considérables: il faut un long apprentissage pour acquérir des notions diagnostiques satisfaisantes. Néanmoins, la différenciation est toujours difficile et presque toujours l'investigation clinique doit s'appuyer sur l'examen bactériologique qui la corrobore.

Quand on parcourt la régence, on rencontre un peu partout la fièvre méditerranéenne, elle ne semble pas être spéciale aux régions côtières. On en trouve aussi bien à Tunis, à Bizerte, à Nabeul, à Sousse qu'à Mateur, le Kef, Kairouan ou Gabès.

Mais les différentes races en présence dans l'Afrique du Nord ne sont pas également frappées. Aussi comprendra-t-on que les médecins français aient été, en général, plus sceptiques à son égard que les médecins italiens.

Les premiers, venant de France, étaient mal préparés pour l'étude et l'observation de la fièvre de Malte, qu'ils ne connaissaient ni par leurs traités de pathologie, ni par la pratique hospitalière. Dans la clientèle française, peu atteinte par cette infection, ils n'avaient que de rares occasions de reconnaître la nouvelle entité morbide.

Les seconds, au contraire, Italiens du Sud, ou Siciliens, n'ignoraient pas cette maladie qu'on observe dans la péninsule. Ils étaient mieux armés pour la rechercher, la dépister, la reconnaître. Soignant personnellement beaucoup d'israélites indigènes ou de Maltais, ils rencontraient, à chaque instant, le syndrome spécial : ils en arrivaient fatalement à la tendance de trouver un peu trop fréquemment la fièvre de Malte.

C'est dans la coutume des consultations, très répandue dans les milieux indigènes, que les médecins français, demandés par les confrères italiens, ont pu le mieux observer la fièvre méditerranéenne, fréquente chez les israélites, pour les raisons que nous étudierons dans un des chapitres de ce livre.

Aujourd'hui, rompus au diagnostic des différentes pyrexies locales, nous voyons avec quelque étonnement les relations de plus en plus nombreuses d'épidémies françaises de fièvre de Malte. On semble, maintenant, en rencontrer couramment dans le Midi et dans le Sud-Ouest de la France. Les observations paraissent toutes très correctes : je ne parle assurément que de celles qui sont complètes et confirmées par la recherche du séro-diagnostic et l'isolement du *micrococcus melitensis*.

Je ne compte pas prendre à partie les auteurs de ces travaux et de ces relations. Mais je compte plutôt étudier, minutieusement et scrupuleusement, la symptomatologie, les complications, la marche, le diagnostic clinique et bactériologique de cette maladie, pour être utile à ceux de mes confrères qui n'auraient pas encore une notion suffisante de cette pyrexie. Je pourrai aussi avec mon expérience personnelle, faite de dix-huit années de pratique médicale en Tunisie, affirmer ou discuter la valeur et la fréquence des divers symptômes signalés par les auteurs. Je pense qu'on sera ensuite convaincu que l'observation de cette maladie encore nouvelle, dans le cadre nosologique, doit être faite avec beaucoup de circonspection, de prudence et de rigueur. Elle sera toujours incomplète sans le contrôle sévère du laboratoire, qui seul peut trancher les difficultés cliniques, dans les cas d'un embarras insurmontable. Il faut aussi savoir, comme nous le répéterons au cours de ce travail, que le séro-diagnostic, même positif au 1/50, ne donne qu'une présomption : seul l'isolement du *micrococcus melitensis* apporte une certitude rigoureusement scientifique.

CHAPITRE PREMIER

Nature de la maladie

SOMMAIRE. — Définition du professeur Rauzier. — Énumération des symptômes principaux. — La thèse de Hayat. — Description de Schoull. — Henri Roger et Sergent la caractérisent. — Description succincte. — Synonymie. — Fièvre capricieuse de Nicolle. — Réclamations du gouvernement anglais.

Récemment, dans la *Province médicale*, le professeur Rauzier (12 mars 1910) définit, de la façon suivante, la fièvre de Malte :

« Une maladie infectieuse, spécifique, épidémique, ou plutôt endémo-épidémique dans certaines régions du littoral méditerranéen, due à un germe nettement caractérisé, le *micrococcus melitensis de Bruce*, et se manifestant par des troubles qui rappellent la fièvre typhoïde ou la rémittente palustre : les principaux symptômes sont une fièvre irrégulière, de durée généralement très longue, évoluant par atteintes successives, et dont chaque poussée est séparée de la précédente par une période plus ou moins longue d'apyrexie, une anémie profonde, de la constipation, des sueurs profuses et des douleurs névralgiques ou articulaires. » Cette définition a le mérite d'être très complète, mais un peu longue, sans précision au point de vue des principaux types cliniques.

Hayat avait déjà donné, dans sa thèse, une définition à peu près identique et insistait sur les caractères essentiels.

« Cette maladie est caractérisée, dit-il, 1° *au point de vue clinique*, dans les cas aigus et graves, par des symptômes qui rappellent la dothiénentérie ou la rémittente palustre, et dans les cas de longue durée, qui sont les plus fréquents, par une fièvre irrégulière, formant une série d'attaques fébriles successives, durant de quelques jours à plusieurs semaines et entrecoupées de périodes apyrétiques, etc. ;

« 2° *Au point de vue anatomo-pathologique*, par la congestion de la muqueuse gastro-intestinale, sans altération des plaques de Peyer ; par une hypertrophie et un ramollissement de la rate;

« 3° *Au point de vue microbiologique*, par la présence constante du microbe de Bruce dans la rate ;

« 4° *Au point de vue thérapeutique*, par l'inefficacité du traitement employé jusqu'ici. »

Schoull avait déjà dit plus succinctement: « Affection mal définie, à marche et symptomatologie irrégulières, dont ne font pas mention jusqu'alors les livres de pathologie : elle déroute, parfois, singulièrement le praticien, même familiarisé avec les maladies de nos climats (Tunisie ou Afrique) et à plus forte raison les nouveaux venus. »

M. Rousseau-Langwelt « pense que c'est une pyrexie endémo-épidémique, d'une durée presque toujours remarquablement longue, à courbes thermiques caractérisées, à peu près constamment, par des rechutes qui se succèdent en ondes plus ou moins régulières. « La constipation, les sueurs, les névralgies et les douleurs rhumatoïdes constituent les symptômes secondaires les plus remarquables. »

Henri Roger dit plus brièvement « que c'est une infection générale endémo-épidémique, commune à l'homme et à certains animaux, due au *micrococcus melitensis* et évoluant généralement, chez l'homme, sous forme de poussées fébriles récidivantes. »

Le Dr Sergent la définit : « Maladie fébrile polymorphe, rechutante, sudorale, de longue durée, souvent névralgique, due à un microcoque assez résistant, parasite toléré d'un grand nombre d'animaux domestiques. Excrétion de ce microcoque soit par l'urine (contamination par le contact), soit par le lait (d'où contamination par ingestion). Mesures prophylactiques simples qui résultent de la connaissance de ces faits. »

Par ces nombreuses citations, j'ai voulu montrer que la plupart des auteurs étaient d'accord sur la nature spécifique, infectieuse, épidémique de la fièvre de Malte. C'est une entité morbide, mais on a généralement omis de caractériser nettement les diverses formes cliniques, ou les différents syndromes sous les quels se manifeste cette pyrexie. J'ai pensé qu'une définition de cette maladie devait aussi bien aider à comprendre sa nature qu'à reconnaître aisément ses éléments diagnostiques primordiaux.

Je propose donc de définir la fièvre méditerranéenne : « une maladie spécifique à micrococcus spécial, infectieuse et épidémique, caractérisée au point de vue clinique par trois syndromes principaux ; a) *syndrome de Bruce* à forme ondulante avec constipation, sueurs, arthralgies ; b) syndrome typhoïdique ; c) syndrome éruptif. Elle est toujours de longue durée, anémiante et déprimante à pronostic variable et réservé. » Elle est généralement connue sous les appellations suivantes :

Fièvre de Malte (Oswald-Wood et Notter, 1876, Bruce, 1889) ;

Fièvre méditerranéenne (Burnet, 1810, et auteurs plus récents) ;

Fièvre ondulante (Hughes, 1896) ;

Mediterranean gastric remittent fever (Marston, 1861).

Nicolle propose la dénomination pittoresque de *fièvre capricieuse* (*capra*, chèvre), vocable doublement précis, au point de vue clinique [fièvre folle, (Schoull), fièvre ondulante (Hughes)], et au point de vue pathogénique (origine caprine fréquente par le lait de chèvres malades).

Le gouverneur de l'île de Malte s'est ému de la dénomination *fièvre de Malte*. Il fit communiquer par la voie diplomatique au gouvernement français une note dans laquelle il faisait remarquer que cette dénomination, qui risquait de nuire aux intérêts commerciaux de ses administrés, était inexacte, puisque l'affection sévit dans toute la région méditerranéenne et même dans l'Inde et le centre de l'Afrique.

L'Académie décida d'abord d'adopter le terme de *fièvre méditerranéenne ;* mais, dans la séance qui suivit, Chauffard proposa la dénomination de *Mélitose* qui a l'avantage de rappeler la cause de la maladie.

CHAPITRE II

Historique

Sommaire. — Ancienne pyrétologie. — Huxham. — Synochus et typhus. — Spécificité de la dothiénentérie. — Pinel et Broussais. — Premières descriptions de fièvre de Malte. — Marston, 1863. — Les médecins anglais, à Malte. — Laveran et l'hématozoaire. — Bruce et le microcoque. — Birt et Lamb. — Zammit et l'origine caprine. — Travaux récents.

On peut dire que l'histoire de la fièvre méditerranéenne se confond avec les annales de la pyrétologie; le syndrome, bien net aujourd'hui, que nous étudions est resté longtemps indéterminé et ignoré, perdu au milieu des manifestations fébriles de toutes sortes qui n'avaient reçu aucune classification. Il n'y aurait pas de raisons pour insister sur des origines aussi vagues. Il est cependant déjà intéressant de rappeler la division de Bellini qui, aux anciennes humorales, hectiques et éphémères, substitua les trois genres de continues, rémittentes et intermittentes.

Huxham, en 1752, publia un essai sur ces différentes espèces de fièvres, dans lequel il consacra des chapitres différents aux fièvres simples, intermittentes, malignes, pétéchiales, putrides, lentes, nerveuses.

Ni Stahl, ni Setti, ni Borsieri ne nous donnent quelque élément intéressant ; Cullen différencie le *synochus*, le *typhus*, la sinocha. En fait, la fièvre paludéenne, le typhus, la fièvre typhoïde n'avaient entre eux aucun signe de délimitation. La conception de spécificité n'était pas née : au point de vue qui nous occupe la découverte de la fièvre entéro-mésentérique, par Petit, en ébauchant la description du syndrome typhique, est digne d'être fixée. Elle permettra à Bretonneau, véritable précurseur de l'ère pastorienne, d'entrevoir la spécificité de la dothiénentérie, à l'égal de la diphtérie. Enfin, Louis établit nettement la fièvre typhoïde telle que nous la connaissons et telle que l'a précisée la découverte du *bacille d'Éberth*. Toutes les théories de Pinel, d'Alibert, de Broussais s'écroulaient : le profond chaos de la pyrétologie s'éclairait. Du jour où ce type clinique était créé, basé sur une anatomie pathologique indéniable, on comprend que les médecins, désormais plus familiarisés avec les fièvres intermittentes à quinquina, étudiées déjà par Torti, avec les fièvres typhoïdes à lésions constantes des plaques de Peyer, aient pu alors différencier, au lit du malade, un syndrome se rapportant au type décrit, depuis Marston, Tomaselli, Turner, Bruce, sous le nom de fièvre de Malte. Ces connaissances devinrent encore plus précises quand on sut mieux reconnaître le typhus et la fièvre récurrente. Larrey, Percy, Desgenettes diagnostiquaient la fièvre rémittente des camps, la fièvre des prisons, la fièvre des marais. Desgenettes dut certainement, en Égypte, se trouver en face de pyrexies indéterminées, impossibles à classer. L'usage plus répandu du thermomètre facilita encore les découvertes cliniques.

Il faut arriver jusqu'à Marston (1863), médecin de la marine anglaise, pour trouver une relation qui puisse évoquer la pensée d'une différenciation avec les fièvres à types connus. Les observations avaient été prises dans le bassin de la Méditerranée : Malte, Italie méridionale. Déjà les notions d'anatomie pathologique étaient très précises : elles permirent, à cet auteur, de pratiquer des nécropsies qui l'assurèrent que ces cas nouveaux n'appartenaient pas à la fièvre typhoïde.

Les travaux des médecins anglais ont ouvert la voie aux études ultérieures : ce sont presque tous des praticiens de la marine de guerre anglaise, qui soignent des soldats en garnison dans différentes régions du bassin de la Méditerranée. Ainsi paraissent les observations de Pottinger, Mackey, Boileau, Chartres ; ces travaux datent de 1860 à 1866. Tous ces observateurs ont la notion qu'ils se trouvent en présence d'un type nosologique particulier, qui n'est ni la fièvre typhoïde, ni le typhus, ni l'embarras gastrique fébrile, ni la fièvre intermittente. Il n'est pas encore question d'en faire un syndrome spécifique inattaquable. C'est, dans l'histoire de la fièvre de Malte, la phase de diagnostic clinique faisant présager cependant la spécificité

Les médecins italiens, à leur tour, se mettent à étudier avec ardeur cette pyrexie qui est endémique dans le Sud de la péninsule, en Sicile, comme à Malte. C'est l'époque des travaux de Tomaselli et Véale, (1879).

En 1880, Laveran découvrait son hématozoaire et précisait ainsi la nature parasitaire du paludisme.

A la même époque, Eberth isolait le bacille spécifique de la fièvre typhoïde. C'est le moment le plus important des travaux originaux sur la fièvre de Malte : le diagnostic rigoureux et scientifique du paludisme et de la fièvre typhoïde est possible.

Les recherches sont alors tendues vers la notion de spécificité de la fièvre méditerranéenne.

C'est en effet la bactériologie qui pourra, avec la découverte du *micrococcus melitensis*, permettre de poser les premières données de la dualité de l'infection éberthienne et de la fièvre de Malte. Elle affirme ses résultats, là où l'observation, l'épidémiologie et la clinique auraient été impuissantes à tracer de véritables lignes de démarcation.

C'est en 1887 que Bruce fit paraître ses premiers travaux et signala le microcoque auquel il donna le nom de *micrococcus melitensis*.

Après l'avoir recherché et trouvé dans la rate des malades, il l'inocula au singe avec succès. De 1893 à 1897, Gipps et Hughes reproduisaient, en les confirmant, les expériences de leurs prédécesseurs.

Wright, quelques années plus tard, prouva l'agglutination du micrococcus de Bruce par le sérum des malades atteints de fièvre de Malte. Ces deux observateurs pouvaient déjà prétendre à la démonstration de la spécificité d'une pyrexie offrant de pareils signes cliniques et bactériologiques constants.

Bientôt en 1899, Birt et Lamb ajoutèrent à ces notions la donnée importante de la transmission à l'homme de la fièvre de Malte, par inoculation de culture de *micrococcus melitensis*.

En Autriche, von Schrotter, Kretz de Vienne, Brunner de Trieste, le professeur Neusser contrôlèrent les recherches des médecins anglais.

Depuis, de nombreux bactériologistes en Grèce,

en Turquie, aux Indes, en Amérique ont repris ces recherches et ont affirmé la réalité des faits avancés par leurs prédécesseurs.

Nous aurons l'occasion de revenir en détail sur la bactériologie de l'entité morbide découverte par Bruce.

Depuis une dizaine d'années les travaux se multiplièrent. Zammit, Dalton publient à différentes reprises des articles importants. Schoull dans le *Bulletin de l'Hôpital civil français de Tunis*, Hayat dans sa thèse, Wurtz dans le *Traité de médecine* de Gilbert et Thoinot, Soulié et Gardon dans le *Bulletin médical de l'Algérie*, Janselme et Rist dans le *Précis de Pathologie exotique*, Roger dans la *Gazette des Hôpitaux*, Rauzier, Cantaloube, Cardialaguet, Georgiadès, Rousseau-Langwelt, Schneider, récemment dans le *Bulletin Médical*, ont écrit d'intéressantes monographies.

En Tunisie, Nicolle et Triolo, Scialom, Nicolle et Conseil ont donné de précieuses contributions à l'étude de la fièvre de Malte.

Les plus récents travaux, en Italie, sont ceux de l'université de Messine (1907-1908) et de Catane : *La Fièvre de Malte* (Acad., médico-chirurgicale de Naples). En Espagne, Durand de Cottes; en Grèce, Bensis, publient des travaux d'ensemble ou des contributions spéciales. En Angleterre, Eyre publie dans *The Lancet* de 1908 un travail intitulé : *The Milroy lectures on melitensis Septicæmea*; et Bruce: *Maltafever journ royal army med corps 1906*.

Au point de vue épidémiologique, c'est la commission anglaise présidée par le colonel Bruce (qui découvrit le *micrococcus melitensis*) placée sous le patronage de la Royal Society de Londres, qui nous a laissé les principales notions sur la nature et l'étiologie de la fièvre de Malte. Elle fonctionna depuis 1904 jusqu'en 1907. Elle était composée de médecins de la marine et de l'armée anglaises, auxquels s'étaient joints des bactériologistes de Londres ou de la Valette, d'une autorité incontestée. En faisaient partie : Zammit, Horrocks, Kennedy, Shaw, Basset-Smith, dont nous aurons souvent l'occasion de citer les noms.

Ces savants ont contrôlé et vérifié, avec une rigueur scientifique remarquable, les travaux des auteurs et ont enrichi la pathologie, l'étiologie surtout de la fièvre de Malte, de faits nouveaux et de découvertes originales du plus haut intérêt. Leurs rapports officiels restent jusqu'à présent les documents les plus précieux et les plus exacts sur la fièvre méditerranéenne. Ce sont les sources auxquelles on sera, encore longtemps, obligé de remonter.

CHAPITRE III

Géographie médicale et distribution

Sommaire. — Origine insulaire. — Malte. — Les grandes péninsules. — Bassin de la Méditerranée. — Apparition en France. — Épidémies nombreuses des départements du Sud et du Sud-Ouest. — D'Afrique en Asie et en Amérique. — Diverses régions contaminées en Europe. — Les relations d'épidémies françaises se multiplient.

Comme l'indique son premier nom, fièvre de Malte, il semble que cette pyrexie ait été d'abord d'origine insulaire. De même que la colonie anglaise, la Sardaigne, la Corse, la Crète, Chypre furent atteintes. D'une façon plus générale, on l'observait sur tout le littoral méditerranéen, d'où sa seconde appellation : fièvre méditerranéenne. L'Italie, l'Espagne, les Balkans, la Grèce sont particulièrement son domaine. L'Algérie, la Tunisie en offrent de fréquents exemples.

Elle a gagné la mer Rouge, et en Asie toutes les grandes péninsules, en suivant les côtes jusqu'au Tonkin, presque en Chine. On la signale aussi bien dans l'Amérique du Sud que dans l'Amérique du Nord.

Depuis 1908 elle a fait de fréquentes apparitions en France. MM. Wurtz, Danlos et Tanon signalent le 4 décembre 1908, à la Société médicale des hôpitaux, deux cas de fièvre de Malte.

Il semble qu'elle se soit étendue à bien des régions de la France, dans ces dernières années. On l'a constatée dans les contrées les plus diverses, où elle était antérieurement inconnue. Parfois, il s'agit de cas importés des colonies; parfois, au contraire, d'épidémies nées sur place.

Puis de tous côtés, on publie la relation de nouvelles épidémies, ou de cas isolés ; en Picardie, à Fontainebleau, à Lyon, dans le Midi, et dans le Sud-Ouest de la France.

Nous pouvons suivre ces diverses incursions avec les travaux nombreux de ces dernières années.

Nous en ferons l'énumération complète au chapitre de la bibliographie. La distribution géographique peut être ainsi résumée :

Afrique : Algérie, Tunisie, Bougie, Oran, Alexandrie, Souakim, Massouah, Zanzibar, Aden, Malaga.

Asie : Indes (Calcutta, Mir, Novoshera, Secunderabub, Simla, Delhi, Luchnow, Agra, Subathi, Swah, Waley).

Chine (Hong-Kong).

Amérique du Nord : Mississipi.

Amérique du Sud : Venezuela, Brésil.

Europe : Malte, Italie, Sicile (Naples, Caserta, Benevento, Campo-Basso, Rome, Padoue).

Grèce.

Espagne : Murcie, Madrid, Malaga, Tolède, Cadix, etc.), Gibraltar.

France : Épidémies de Cannes (Rouslan), Saint-Martial (Cantaloube), Saint-Bauzel-de-Montmel, Montpellier, Nîmes, Marseille, Lyon, Picardie, Drôme, Alpes-Maritimes, Pyrénées.

« Hier encore, dit Cantaloube, la fièvre de Malte se voyait reléguée dans les traités de pathologie exotique. Le premier cas, reconnu en France, remonte à décembre 1908 : on le doit à MM. Danlos, Wurtz et Tanon. Successivement MM. Sicard et Lucas, chez un malade venant de Malaga, MM. Simond et Aubert, à Marseille, obtiennent des séro-réactions positives à l'appui du tableau clinique. L'épidémie de Saint-Martial-Sumène vient ensuite, avec son appoint de 200 cas, poser d'une façon brûlante le problème de la fièvre de Malte en France et de sa diffusion dans le Midi.

« Depuis j'ai eu la satisfaction de voir le mouvement

d'intérêt créé dans notre région par la communication de ce fait important, porter rapidement ses fruits. Il ne faut voir maintenant dans l'épidémie de Saint-Martial-Sumène que l'exagération passagère d'un mal ancré, depuis longtemps dans la zone méditerranéenne [1] et probablement aussi dans la France entière. Le Dr Mazuré, de Combles (Somme), me signale des cas dans sa clientèle, avec séro-positif. De même le Dr Bonnard, à Livron(Drôme). La fièvre de Malte se révèle dans la région lyonnaise [2], dans les Pyrénées, à Paris.

« C'est une Parisienne qui, venue dans le Midi pour s'y remettre d'une pneumonie avec anémie consécutive, me donna une belle séro-réaction positive. Son histoire clinique, absolument typique, incitait natu-

1. Les cas ne se comptent plus dans la région. Mon excellent ami, le Dr Crès (de Quissac), en a dépisté une douzaine en peu de temps. Nos confrères Milhau (de Claret), Tarrou (d'Anduze), Malzac (de Lasalle), Bentkowski (de Saint-Jean-du-Gard), Marc (de Saint-Hippolyte), Dumas (de Ledignan), Jalaguier (de Sommières), en trouvent chaque jour. Le Dr Mazel, médecin des hôpitaux de Nîmes, soigne six méditerranéens. Déjà on peut affirmer la considérable fréquence de la fièvre de Malte dans l'espace compris entre Nîmes, Le Vigan, Alais et Montpellier.

2. Voir avec l'intéressante leçon de M. le professeur Rauzier (*Prov. Médic.*, 12 mars 1909), les divers articles de MM. Lagriffoul et Roger (Cf. Bibliographie).

rellement à l'examen du sang. Cette femme n'avait pas quitté Paris depuis sept ans et buvait du lait de chèvre cru. » (Obs. CLXIX [1].)

1. Je reçois des observations du Dr Laugier (Alpes-Maritimes). Le séro est positif.

CHAPITRE IV

Symptômes et marche : types cliniques

SOMMAIRE. — Période de confusion. — Travaux des médecins anglais. — Syndrome de Bruce. — Ses quatre phases. — Fièvre. — Courbes thermométriques. — Troubles généraux. — Importance de la constipation. — Les sueurs profuses. — Algies et arthralgies. — Les états typhoïdes à *micrococcus melitensis*. — Cas personnels. — Courbes. — Types frustes, atténués ou ambulatoires. — Type éruptif : rubéolique, scarlatineux, érythème papuleux. — Tableau schématique.

La fièvre de Malte est restée longtemps confondue avec les pyrexies de tous genres, embarras gastrique, fièvre continue palustre, fièvre typhoïde, avec lesquels, quand on ne la connaît pas bien, il est difficile de la différencier. Les médecins anglais ont été, comme nous l'avons dit, les premiers à isoler une entité morbide définie, caractérisée par la fièvre, les sueurs profuses, la constipation, les arthralgies, quelques troubles de l'état général. Ils l'ont surtout nettement distinguée de la fièvre typhoïde. Ce tableau clinique particulier, dont je viens d'énumérer les symptômes, mériterait le nom de *syndrome de Bruce* que je propose de lui garder. Il représente la manifestation la plus typique et la plus habituelle de la fièvre de Malte, qui, comme nous le verrons plus loin, affecte dans bien des cas des allures polymorphes et dont la physionomie générale est aussi protéiforme que le paludisme.

C'est donc avant tout ce *syndrome de Bruce* qu'il importe de dégager pour aider aux besoins de la description. Nous allons en fixer les principaux éléments. L'étude des différentes formes cliniques, parfois si dissemblables du schéma primitif, et le diagnostic avec les autres états infectieux seront ainsi particulièrement facilités.

Le *syndrome de Bruce* reconnaît quatre phases principales :

a) Période d'incubation ;

b) Période d'invasion ;

c) Période d'état ;

d) Période de déclin.

Bruce pensait que la première pouvait s'étendre de quelques jours à quelques semaines. Elle paraîtrait durer de trois à quinze jours, si on s'en rapporte aux faits expérimentaux.

L'invasion rappelle parfois les caractères d'une infection éberthienne : courbature, anorexie, inappétence, douleurs vagues dans les membres et dans les reins, maux de tête, dépression, langue saburrale, nausées ou vomissements, enfin et surtout constipation.

En même temps et brusquement, le thermomètre atteint 38°5 ou 39°, parfois 40°. On note aussi de l'hyperesthésie, des sueurs profuses, présentant des manifestations particulières et surtout des crises paroxystiques. Le visage prend une teinte qu'on a dénommée *pâleur porcelainique.*

Le *syndrome de Bruce* paraît se schématiser dans les quelques caractères suivants :

a) Fièvre à forme et à marche particulière, à début brusque, ou lent: *ondulante, capricieuse,* suivant l'expression pittoresque de Nicolle ;

b) Troubles généraux communs aux infections ;

c) Troubles digestifs et *particulièrement* constipation ;

d) Sueurs profuses ;

e) Algies diverses et notamment arthralgies.

a) *La fièvre.* — Elle n'a pas d'allure pathognomonique au point de vue de l'intensité : elle peut, d'emblée, monter à 40°, débuter à 38°5 ou 39°, ou suivre une marche d'ascension insensible.

Elle est surtout caractéristique par sa durée. La courbe de la feuille de température est essentiellement irrégulière.

Les auteurs s'accordent à dire que la marche de la température affecte le *type ondulatoire*.

De moyenne intensité, ou hyperthermique, la courbe se dessine avec des rémissions matutinales ou vespérales de six à huit dixièmes de degré. Elle parcourt ainsi, sans modifications, une phase plus ou moins longue (de quelques jours à quelques semaines, durant des mois parfois), avec une désespérante monotonie, rebelle à tous les antithermiques. Quand l'apyrexie se produit, on croit pouvoir espérer la convalescence. Mais une reviviscence nouvelle d'une infection mal éteinte détermine une poussée fébrile qui reparaît comme la première, sans que rien puisse faire présager sa durée. La période de rémission entre la première invasion et la rechute est d'une durée indéterminée également. Cette forme *ondulatoire* serait encore mieux appelée pyrexie circulaire ou mieux alternante.

Elle donnerait lieu au schéma suivant :

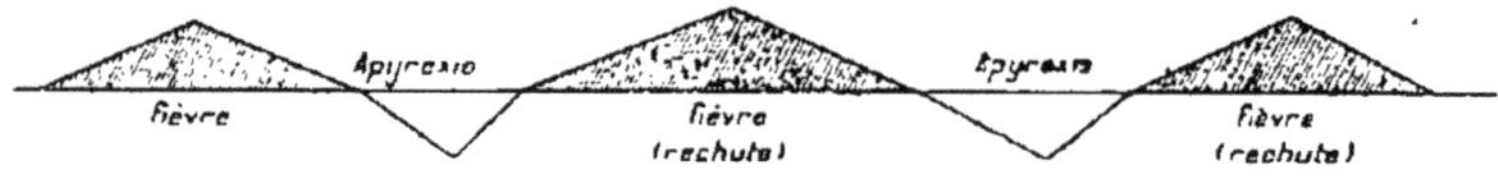

L'abaissement thermométrique définitif, assurant la convalescence ou la guérison, est consécutif à plusieurs alternatives de fièvre ou d'apyrexie.

La courbe thermique peut présenter une sorte d'état

fébrile avec apyrexie, suivie d'une rechute unique

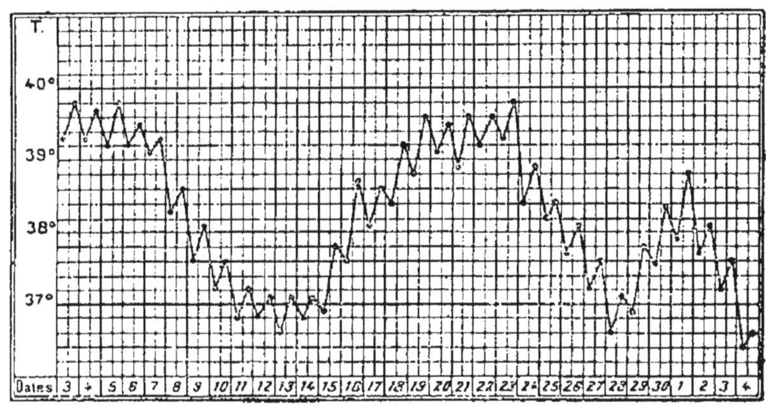

Graphique 1

finissant par la guérison. Telle est celle du malade dont je donne ici la feuille de température.

Fièvre méditerranéenne (syndrome de Bruce)
(Personnelle.)

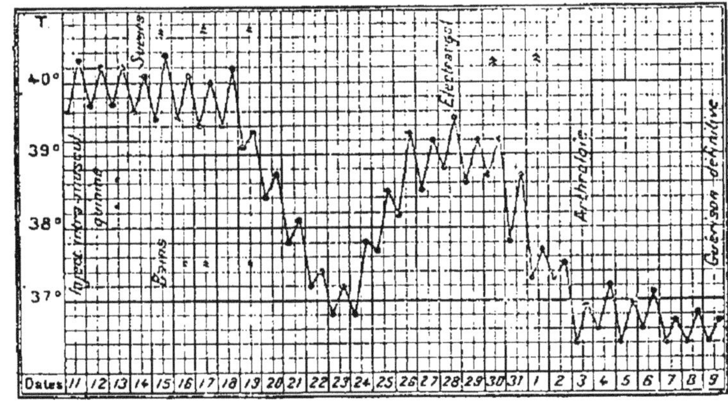

Graphique 2

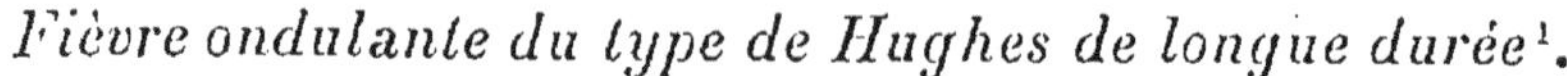

Fièvre ondulante du type de Hughes de longue durée[1].

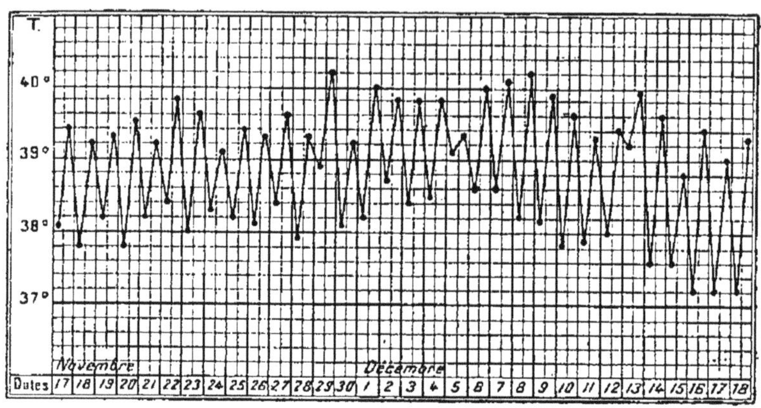

Graphique 3

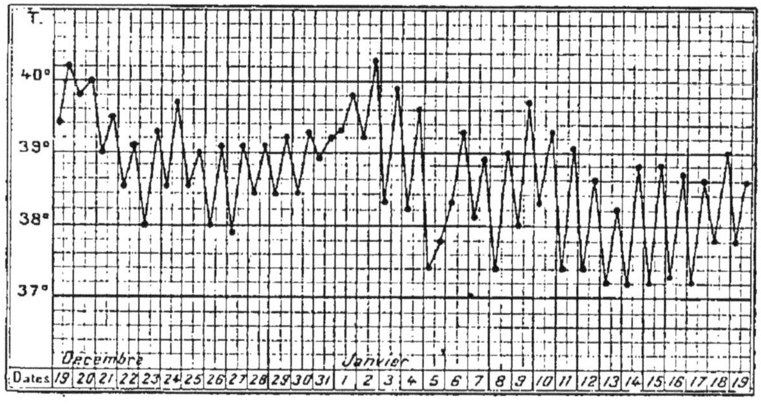

Graphique 3 *bis*

1. Observation de MM. Sicard et Lucas (*Soc. méd. des hôpitaux*, 12 mars 1910). Séro-diagnostic positif, 1/250, au mois de janvier.

« Le fastigium thermique, écrit *M. Schneider*, se produit parfois à midi (clocher de midi de Canta-

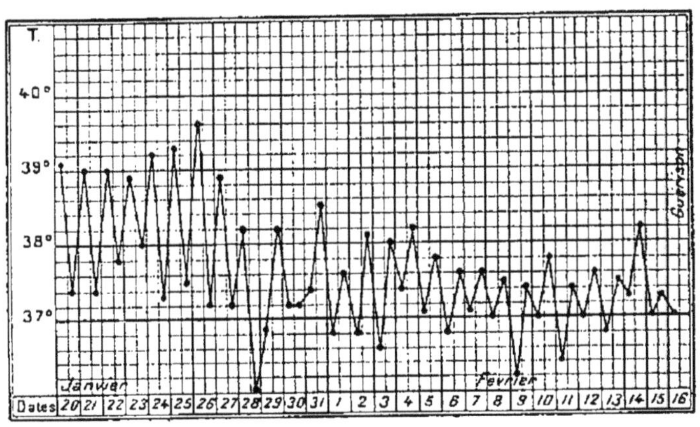

Graphique 3 *ter*

loube) au lieu de se montrer le soir. Chaque rémission est précédée la nuit, ou accompagnée, généralement de 1 à 4 heures du matin, de sueurs d'une abondance ordinairement extrême (fièvre sudorale de *Galassi*), d'odeurs parfois spéciales (paille putréfiée) ; les sueurs sont souvent continues. »

Au début de ma pratique médicale en Tunisie, j'ai observé souvent des fièvres méditerranéennes bénignes dont l'unique symptôme, pour ainsi dire, était une fièvre lente, peu élevée, d'une durée désespérante, avec quelques rémissions, véritable pyrexie capricieuse, ondulante, périodique, accompagnée de quelques arthralgies, de constipation, sans aucune complication pulmonaire, cardiaque ou rénale.

A cette époque, le séro-diagnostic et l'isolement du microbe n'étaient pas dans la pratique courante : nous en étions réduits aux seuls moyens d'investigation clinique ; le diagnostic parfois était extrêmement difficile.

Mon ami et confrère le Dr Schoull avait écrit en 1902 :

« La courbe thermométrique elle-même est loin d'avoir un cycle défini : elle ressemble parfois à celle d'une fièvre typhoïde typique ; parfois, elle offre les rémissions et les ascensions brusques du paludisme classique ; ces oscillations brusques se produisent quelquefois dans le cours d'une période d'acmé ; enfin, il est des cas où la température ne rappelle aucune entité morbide définie ; elle est *folle*, marquant, sans aucune espèce de régularité, les variations les plus bizarres. Et cela sans qu'on puisse attribuer à la médication une influence bien manifeste. »

Les auteurs n'ont pas suffisamment insisté sur la forme particulière de la fièvre dans le *syndrome de Bruce* pur : elle est presque toujours ondulante, périodique, circulaire. Nous verrons plus loin que la courbe thermométrique continue, rémittente, répond à d'autres types cliniques de l'infection méditerranéenne, à des « états typhoïdes » à *micrococcus melitensis.*

Je le répète, si le syndrome de Bruce pur affecte généralement, au point de vue thermométrique, le type ondulant, l'infection mélitenséenne, la septicémie de Bruce présenteront les caractères thermiques les plus variés. Notre travail a surtout tenté, sur ce point, d'établir des catégories cliniques qui pussent guider le praticien dans l'étude de la maladie, comme dans son observation au lit du malade.

b) *Troubles généraux.* — Après les manifestations initiales, courbature, maux de tête, nausées, vomissements, qui sont celles de toutes les infections générales de quelque intensité, on observe le plus souvent, dans le *syndrome de Bruce*, de l'anesthésie, de l'apathie, mais jamais ou très rarement de la stupeur, comme dans les états typhoïdes graves, l'intelligence semblant au contraire dans son état normal.

Malgré de longues périodes fébriles, j'ai vu des enfants demander encore à lire et à jouer, des grandes personnes s'occuper de leurs affaires, des négociants donnant des ordres pour la comptabilité, ou pour les égards spéciaux dus à certains clients de leur maison de commerce. Dans leur toxicité moyenne, les produits de sécrétion du *micrococcus melitensis* ne frappent pas les centres nerveux supérieurs.

A la longue, quand le malade est victime d'une pyrexie qui semble interminable, il s'affaiblit et s'anémie : ceci est plutôt banal que caractéristique du *syndrome de Bruce*. Bien plus spéciales et fréquentes l'asthénie et la pâleur particulière de la face (blanc porcelainique), dont nous avons déjà parlé.

Cette pâleur tranche nettement avec la teinte habituelle du visage des Orientaux (Maltais ou Israélites du bassin de la Méditerranée) qui ont la coloration subictérique légère des cholémiques familiaux.

c) *Troubles digestifs et particulièrement constipation*. — A titre de symptômes de banalité courante, il faut citer les nausées, les vomissements au premier jour de la maladie.

La *constipation* est la règle (81 °/o) dans le *syndrome de Bruce :* elle se montre rebelle, opiniâtre, persistante.

Le ventre reste souple, sans météorisme. Fait important au point de vue diagnostique, on observe rarement du gargouillement dans la fosse iliaque droite.

Très fréquemment, le creux épigastrique est le siège d'une douleur particulière, d'intensité variable, mais qui inquiète les malades; elle est surtout réveillée par la pression ou l'examen[1].

Le foie est normal. La rate est quelquefois hypertrophiée : on délimite aisément ses contours ; elle dépasse les fausses côtes. On a signalé parfois de l'entéralgie. Cantaloube a noté chez plusieurs malades du hoquet.

La langue est saburrale : rouge à la pointe et sur les bords : il y a souvent discordance entre le mauvais aspect de la langue et les fonctions intestinales redevenues normales.

« La langue est humide, disent Nicolle et Triolo, un peu blanche au centre, normale sur les bords. La bouche est amère. »

1. Hayat, dans sa thèse, la décrit assez longuement : « Tous les auteurs ont signalé la *sensibilité douloureuse du creux épigastrique*, qui contraste avec celle de la fosse iliaque dans la fièvre typhoïde. Cette douleur du creux épigastrique peut aller de la simple hyperesthésie cutanée jusqu'à la gastralgie la plus violente. Certains malades comparent les sensations spontanées qu'ils ont à celles que l'on éprouve lorsqu'on est resté longtemps sans manger. Ils demandent alors à ingérer quelques aliments pour faire cesser cette pénible sensation, mais souvent le but est dépassé et de véritables douleurs avec vomissements peuvent apparaître, par intolérance et irritation gastrique. Tous ces troubles gastriques nous semblent facilement explicables par les lésions de la muqueuse de l'estomac qu'a signalées Marston (1863). »

d) *Sueurs profuses.* — Elles ont été signalées par tous les auteurs. Dans le « syndrome de Bruce », elles sont très fréquentes : 75 à 80 °/₀ des cas. Elles se produisent plutôt entre 1 heure et 4 heures du matin, au moment de l'abaissement thermique et elles durent deux ou trois heures, forçant le patient à changer plusieurs fois de linge. Certains inondent le lit et traversent les matelas. Tommaselli avait cru trouver une odeur de paille pourrie à cette si abondante diaphorèse. A la fin de la maladie, on signale des sueurs critiques.

Golassi avait dénommé l'infection mélitenséenne *fièvre sudorale*. Elle se rapprocherait de la *fièvre sudorale* de Jaccoud [1] qui ressemble beaucoup à la

1. « La fièvre typhoïde, dit Dieulafoy, que Jaccoud a nommée sudorale et qu'il a remarquablement décrite présente des caractères spéciaux ; à part la céphalalgie qui est violente, il n'y a pas de symptômes cérébraux, ni délire, ni stupeur. Les symptômes abdominaux sont presque nuls ; pas de diarrhée, pas de météorisme abdominal ; la langue reste humide. L'appareil broncho-pulmonaire est moins touché que dans la fièvre typhoïde ordinaire, l'albuminurie est extrêmement rare. Les taches rosées ne se montrent pas dans tous les cas, mais leur absence complète, dit Jaccoud, est l'exception. Les hémorragies intestinales sont assez fréquentes. La *fièvre* et les *sueurs* sont les symptômes dominants de cette forme. La fièvre, tout en étant continue, a des allures paroxystiques nettement accusées, et ces paroxysmes, souvent multiples en vingt-quatre heures, sont

maladie qui nous occupe. Dans une leçon clinique, faite en 1885, sur la forme sudorale de la fièvre typhoïde Jaccoud avait donné une description dans laquelle il insistait sur la fièvre et les sueurs : sauf les taches rosées et les hémorragies signalées par le professeur Jaccoud, c'est la physionomie de la fièvre de Malte.

Si les sueurs ne sont pas abondantes, elles peuvent se localiser à certaines régions : tête, face, cou (Leenhardt).

Algies diverses, notamment arthralgies. —Elles sont généralement monoarticulaires. On note la fréquence de la sacro-coxalgie, prise parfois pour une manifestation tuberculeuse : puis les arthrites du genou, de l'épaule.

On a signalé diverses algies : talon, plante du pied, crête iliaque.

Nous étudierons, plus loin, cette symptomatologie plus en détails.

Disons seulement qu'il faut attacher une très grande attention à ces manifestations articulaires [1] doulou-

suivis de sueurs « profuses, ruisselantes ». Cette forme commune en Italie, à Naples (Borelli), s'observe aussi à Paris. » (DIEULAFOY. *Path. int.*, t. IV, p. III.)

1. On a fait souvent remarquer que la fièvre méditerranéenne, dans son processus de guérison naturelle, avait une

reuses : elles manquent rarement, surtout à la fin de la maladie. Elles seraient presque pathognomoniques de la fièvre de Malte, et surtout du *syndrome de Bruce*. Elles auraient même plus de valeur diagnostique que la température à forme ondulante, qui manque dans certains cas à cycle fébrile unique sans rechute.

Tel est l'ensemble le plus commun du *syndrome de Bruce*, qui constitue la physionomie la plus familière de la fièvre méditerranéenne. C'est faute d'avoir eu toujours présent à l'esprit ce tableau clinique que les auteurs ont commis, généralement, des confusions regrettables. Certes, les descriptions didactiques ne peuvent pas être constamment conformes à la réalité : mais la « classification pathologique des phénomènes morbides » est indispensable. A ce syndrome primordial de Bruce viendront, parfois ou souvent, se joindre des signes qui appartiennent à d'autres états : *typhoïde, éruptif, rhumatoïde*. Mais l'ensemble restera bien tel que nous l'avons décrit.

Nous devons examiner maintenant l'état typhoïde d'origine méditerranéenne, à microcoque méliten-

tendance fluxionnaire très nette : fluxion des articulations, du testicule, du poumon, du rein et surtout de la rate. Nous verrons, au chapitre du traitement, que les abcès de fixation ne font qu'encourager cette marche vers une terminaison satisfaisante.

séen, qui s'éloigne insensiblement du *syndrome de Bruce*, jusqu'à s'en différencier complètement, au point de mettre le praticien dans l'impossibilité absolue de faire le diagnostic.

Dans ces cas si la fièvre reste ondulante, elle a des tendances à se rapprocher de la forme continue, si les apyrexies ne sont pas nettes. Les sueurs sont encore fréquentes. La constipation peut être remplacée par des selles nombreuses « purée de pois ». On peut observer, *quoique beaucoup plus exceptionnellement*, des taches rosées, du gargouillement de la fosse iliaque, de la stupeur, des méningites (obs. personnelle), des localisations pulmonaires, cardiaques, rénales (albuminurie), tout comme dans la fièvre typhoïde vraie, éberthienne.

Je le répète, c'est l'ÉTAT TYPHOÏDE A MICROCOCCUS MELITENSIS. Il ne s'agit pas d'une complication, mais d'une forme clinique particulière. Je la trouve, depuis quelque temps, relativement fréquente, dans ma pratique hospitalière [1].

C'est la forme *maligne* de *Hughes*, ou pseudotyphique des auteurs récents. On ne trouve pas, en effet, décrit l'état typhoïde dans le mémoire de

1. Je noterai qu'à l'Hôpital civil français de Tunis nous avons surtout des Européens et peu ou pas d'indigènes israélites.

Schoull, la thèse de Hayat, ou l'article de Nicolle et Triolo, dont les descriptions précisent plutôt le véritable *syndrome de Bruce.*

Scialom signale dans son article quatre observations dans lesquelles la symptomatologie rappelait, à s'y méprendre, la fièvre typhoïde, ainsi diagnostiquée d'ailleurs par des médecins de Tunis ayant l'habitude de la fièvre de Malte. Le laboratoire précisa la présence du *micrococcus melitensis.*

Personnellement, je citerai le cas de Mme P... vue avec mes confrères les Drs Porot et Conseil : véritable état typhoïde grave, avec congestion intense des bases, endocardite, albuminurie, etc. Avec le Dr Strésino, j'eus l'occasion de soigner un jeune Arabe de vingt-deux ans qui succomba, au bout d'une quinzaine de jours, à un état typhoïde grave. Je trouve encore dans mes notes le cas de la petite C... : fièvre à forme typhoïde, rechute : mort au bout de huit jours avec le syndrome de méningite basilaire. Présence dans ces trois cas de *micrococcus melitensis.*

Etat typhoïde, avec taches rosées,
à micrococcus melitensis

(Séro-diagnostic, plusieurs fois pratiqué, positif à 1/50.)

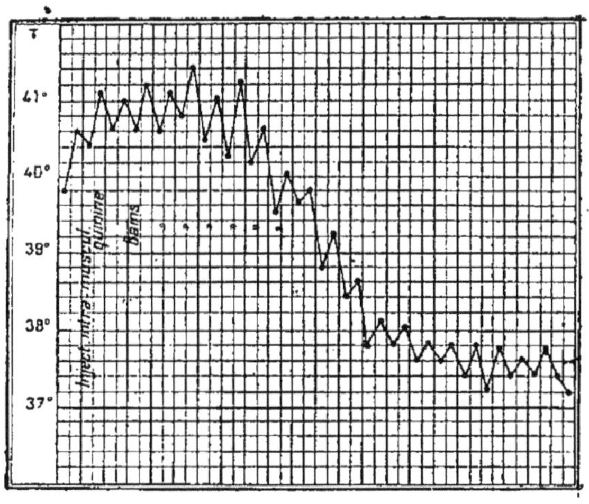

Graphique 4.

Etat typhoïde, sans taches rosées,
à micrococcus melitensis

(Méningite de la base, mort.)

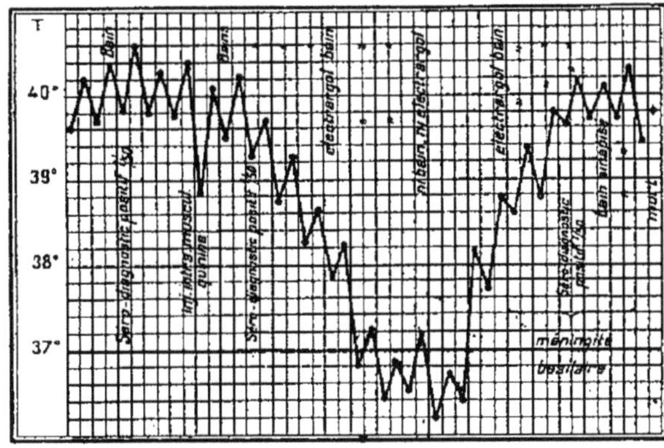

Graphique 5.

A côté des états typhoïdes vrais, hyperthermiques, hypertoxiques, graves, se trouvent encore des états typhoïdes *atténués* ou *frustes*. Ce dernier surtout est intéressant. La fièvre peut prendre la forme continue avec, quelquefois, des rechutes qui simulent fort bien le *syndrome de Bruce*. Il y a de la diarrhée ou de la constipation, pas de taches rosées. Tantôt l'attaque infectieuse simule un embarras gastrique de moyenne intensité, ou encore affecte cet aspect de *type ambulatoire*, dans lequel le malade, malgré une fièvre légère, accompagnée de quelques malaises, continue à vaquer à ses occupations. Le sérodiagnostic positif fait penser à une infection mélitenséenne.

Parfois s'éloignant de l'état typhoïde et du *syndrome de Bruce*, la fièvre de Malte se rapproche plus complètement du *type éruptif*, dans lequel dominent, tour à tour, l'exanthème rubéolique ou scarlatin, l'érythème papuleux, avec desquamation très nette au moment de la défervescence, accompagnée de chute de cheveux, ongles cassants avec stries longitudinales (Shaw).

Enfin, des états atypiques groupant les syndromes imprécis des typho-méditerranéennes, des bacillo-méditerranéennes (*b. de Koch* et *M. melitensis* associés), des typho-malariennes (discutées), des maltomalariennes que seuls, le séro-diagnostic ou les recherches hématologiques peuvent préciser, en montrant un micro-organisme prédominant, ou deux infections associées (*Eberth* et *M. melitensis*).

Le tableau suivant schématisera encore mieux la description que nous venons de faire :

La fièvre méditerranéenne et ses diverses formes cliniques

Observation clinique	*Symptômes*	*Formes*	*Contrôle bactériologique (Spécificité)*
Etat typhoïde vrai	*Stupeur*. Taches rosées. Diarrhée. Météorisme. Langue sèche. Fièvre en trois stades. Compl. cardio-pulm. Album.	HYPERTHERMIQUE, HYPERTOXIQUE.	Gr. major. des cas : *b. d'Eberth*. Rarement *M. melitensis*.
Etat typhoïde atténué	Diarrhée. Langue sèche. Temp. en trois stades. Compl cardio-pulm. légères. Taches rosées.	CONTINUE, OU MUQUEUSE A RECHUTES.	Presque toujours : *b. d'Eberth*. Quelquefois : *M. melitensis*.
Etat typhoïde fruste	Constipat. ou diarrhée. Sueurs quelquefois. Temp. en trois stades ou ondulante. Pas de taches rosées.	EMB. GASTRIQUE FÉBRILE OU TYP. AMBULAT.	Tantôt : *b. Eberth*. Tantôt : *M. melitensis*.
Syndrome de Bruce	*Constipat*. Langue saburrale. Fièvre ondulante. Sueurs abondantes. Asthénie. Compl. cardio-pulmon-rénales. rares. Importance des arthralgies de la fin ou convalescence.	LONGUE ET GRAVE OU LÉGÈRE.	Très rarement ou jamais : *b. Eberth*. Presque toujours : *M. melitensis*.
Type éruptif	Fièvre de longue durée. Sueurs. Desquamation à la convalescence avec érythèmes ou exanthèmes divers.	ÉRYTHÈME OU EXANTHÈME.	Scarlatin. Rubéolique Papuleux } *M. melitensis*.
Etats atypiques	Evoquant divers types ou associations morbides avec :	PALUDISME. TYPHO-MÉDIT. BACILLO-MÉDIT. TYPHO-PALUSTRE.	Hématozoaire. Associations microbiennes.

CHAPITRE V

Étude détaillée des symptômes et complications

SOMMAIRE. — Polymorphisme, mais classification possible. — Syndrome de Bruce et états typhoïdes. — Complications fréquentes. — Système nerveux. — Troubles psychiques. — Asthénie. — Sensibilité. — Douleur au creux épigastrique. — Appareil locomoteur. — Arthralgies. — Poumons. — Peau et ses annexes. — Formes éruptives. — Cœur et circulation. — Appareil génital. — Complications très rares : le rein.

Les auteurs semblent avoir pris plaisir à multiplier le nombre des symptômes et des complications qu'on peut observer au cours de la fièvre méditerranéenne. On s'est trop laissé entraîner par le polymorphisme de cette pyrexie, continuant à dire qu'elle n'avait pour règle que de ne pas en avoir. Il n'est pas de phénomènes ou de manifestations morbides, de syndromes complémentaires qui n'aient pu être observés. Aussi la confusion dans les descriptions s'en est-elle accrue davantage.

On comprendra que les diverses complications ne soient en réalité que les symptômes constituant les divers « états » que nous avons décrits. Quand les syndromes cardio-pulmonaires ou rénaux se présentent dans les *états typhoïdes*, à *micrococcus melitensis*, je ne les considérerai pas comme des complications, mais plutôt comme des symptômes caractéristiques de ces formes cliniques particulières.

Au cours de cette revue des manifestations morbides, communes ou rares, présentées par les divers appareils, il nous a paru plus simple, et plus intelligible pour la description, de les séparer en quatre classes : très fréquentes, fréquentes, rares, très rares.

Les deux premières catégories de faits pathologiques accompagnent généralement le *syndrome de Bruce* pur, ou les états typhoïdes atténués à *micrococcus melitensis* ; les derniers entourent le type thyphoïde, atténué ou grave, ou les états indéterminés ou associés.

MANIFESTATIONS MORBIDES ET COMPLICATIONS TRÈS FRÉQUENTES

Système nerveux. — C'est généralement le plus touché : la céphalée, les douleurs lombaires, la courbature, les douleurs diverses des nerfs périphériques, les névralgies (Eyre, 50 °/₀. Hayat, 75 °/₀) sciatiques, intercostales, sont les symptômes morbides les plus fréquemment observés. Hughes a signalé les douleurs plantaires.

Les réflexes cutanés et profonds sont accrus.

Le malade de Neusser, présenté au Congrès de Wiesbaden en 1900, avait des pupilles paresseuses à la lumière, le réflexe rotulien du côté droit diminué, de l'abolition du réflexe achilléen des deux côtés, avec de la douleur plantaire des deux pieds.

Le professeur G. Rauzier, de Montpellier, signale l'exagération des réflexes, la trépidation épileptoïde et le signe de Babinski.

L'endolorissement des membres, les fourmillements, les tremblements ne sont pas rares.

Leenhardt trouve chez plusieurs enfants le signe de Kernig. Une de mes petites malades succomba à une méningite de la base, au cours d'une rechute de fièvre de Malte.

Les troubles psychiques, diminution de la mémoire, débilité de l'intelligence ont été notés.

« Un jeune homme de quinze ans, dit Leenhardt, que nous avons pu observer, excellent élève de rhétorique, quatre mois après la fin de la maladie écrivait dans un style enfantin et commettait les plus grossières fautes d'orthographe. Incapable, de son propre aveu, de fixer son attention, son air ahuri, presque indifférent, lorsqu'on l'interrogeait sur ce changement si complet de son intellectualité, montrait bien qu'il ne s'agissait pas pour lui d'une manifestation banale de convalescence, mais d'une insuffisance intellectuelle évidente. »

L'asthénie est presque toujours la règle dans le syndrome de Bruce.

Je connais quelques exemples de malades devenus et restés neurasthéniques, pendant de longs mois, après une atteinte de fièvre de Malte.

Appareil digestif. — Nous avons déjà parlé, en énumérant les divers symptômes de la fièvre de Malte, de l'anorexie, des nausées, des vomissements bilieux, ou pituitaires et matutinaux : également nous avons signalé l'état saburral de la langue, la constipation opiniâtre.

Nous devons aussi mentionner à nouveau une douleur spéciale au creux épigastrique bien décrite par Hayat.

Le foie est généralement normal. Dans les cas de *syndromes de Bruce* observés à Tunis, nous l'avons parfois senti hypertrophié légèrement.

La rate est normale, quelquefois un peu augmentée de volume, mais non douloureuse à la pression (Rauzier).

A titre très exceptionnel, on verra des ulcérations de la langue ou du hoquet. Ce dernier phénomène a été très rebelle chez un de mes malades de l'Hôpital de Tunis.

Très rares sont les hémorragies intestinales, la péritonite aiguë (Gardon) ou l'appendicite (Gillot).

Le ballonnement du ventre, le météorisme, la diarrhée profuse (purée de pois), les taches rosées, l'hypertrophie de la rate, la congestion du foie, la sécheresse de la langue se rencontrent surtout dans les états typhoïdes à *micrococcus melitensis*. Dans ces cas on voit aussi du subictère, ou de l'ictère, chez les malades habitant depuis longtemps les colonies.

MANIFESTATIONS MORBIDES ET COMPLICATIONS FRÉQUENTES

APPAREIL LOCOMOTEUR. — Les manifestations articulaires se montrent très fréquentes, 30 ou 40 °/₀ ; elles dominent souvent la scène au point d'en imposer pour une attaque de rhumatisme. Parmi les arthralgies, que les malades accusent dans la plupart des cas, se trouve la *sacro-iliaque*. D'autres arthrites prennent la forme aiguë à courte évolution sans suppuration consécutive, ni ankylose définitive. Généralement une articulation seule est touchée. Gillot, à *l'Association pour l'avancement des sciences* en 1908, a rapporté sous la dénomination de « pseudo-coxalgie méditerranéenne» une inflammation torpide avec un peu d'atrophie et une légère diminution consécutive de l'amplitude des mouvements (cas analogue de Rist).

On signale parfois l'épanchement.

On note par ordre de fréquence des arthrites du genou, de l'épaule, du coude, des chevilles. L'acuité des douleurs, dans tous les cas, a une grande importance diagnostique.

Elle est consécutive au gonflement, à la rougeur, à la douleur généralement fugace et erratique d'où «cette croyance à Malte, dit Hayat, que les douleurs des pieds et des mains indiquent le commencement de la fin, le virus de cette maladie tendant à quitter le corps par les extrémités des membres ».

Il n'est pas rare de rencontrer des inflammations des gaines synoviales, des hygromas prérotuliens, des atrophies ou des parésies musculaires, les douleurs plantaires, l'arthralgie et autres diverses algies, douleurs des épines iliaques, etc., etc.

Appareil pulmonaire. — Les manifestations pulmonaires ou bronchiques sont, à mon avis, rares dans les formes communes de la fièvre méditerranéenne et ne représentent rien de très caractéristique. J'ai observé bien des malades de ce genre chez lesquels avec la plus grande attention on ne pouvait rien déceler à l'auscultation. Cela me paraît être la règle dans le *syndrome de Bruce*. On parle souvent d'une bronchite légère et fugace, ou de toux nerveuse. Dans bien des cas il s'agit de congestion hypostatique chez des gens restés longtemps au lit. A la fin de la deuxième ou troisième semaine de l'affection, on trouvera parfois de la broncho-pneumonie, de la pneumonie ou de la congestion des sommets qui, jointes aux sueurs, à l'amaigrissement, à la fièvre se rapprochent singulièrement de la tuberculose (phtisie méditerranéenne). Rarement elle s'accompagne d'hémoptysies (Leenhardt). Schneider parle d'un cas de pleurésie purulente. Cantaloube insiste sur la congestion pulmonaire, le syndrome de pseudo-phtisie méditerranéenne qui évolue généralement vers la guérison et sur la pleurésie sèche. Ces diverses manifestations pulmonaires auraient été accompagnées de crachats contenant le *micrococcus melitensis* (Fiorentini).

Ce qu'il y a de certain, c'est que ces diverses complications pulmonaires méditerranéennes déterminent chez les prédisposés, ou les porteurs de lésions tuberculeuses, des aggravations rapides et redoutables de l'infection bacillaire.

Dans les états typhoïdes mélitenséens, on observe de la congestion des bases des poumons, en arrière de chaque côté de la colonne vertébrale, comme c'est classique dans la plupart des cas. Je viens d'observer un malade appartenant à cette catégorie avec des râles de bronchite dans toute la hauteur des deux poumons, en arrière.

Peau et ses annexes. — Dans les états éruptifs de l'infection mélitenséenne, on peut reconnaître plusieurs syndromes: *a*) syndrome scarlatiniforme, avec rash érythémateux caractéristique, puis desquamation vers la quatrième semaine; *b*) syndrome rubéolique (signalé par Gillot. Je l'ai également constaté personnellement); *c*) syndrome papuleux. Décrits par Manoussos sous la forme d'érythème papuleux, prurigineux aux membres supérieurs, au thorax et au ventre; par Brault sous la forme d'érythème papuleux, apparaissant par intermittence aux membres supérieurs.

Les taches rosées se rencontrent plus souvent qu'on ne croit. Elles se montrent presque toujours dans les « états typhoïdes mélitenséens ». Elles sont relatées par Hayat, Gouget, Agasse-Lafont, Weill.

J'ai recueilli d'assez nombreuses observations de malades de mon service présentant l'état typhoïde, avec taches rosées, pour lesquels le séro-diagnostic fut nettement positif pour le *melitensis*.

Les sudamina et le lichen tropicus apparaissent parfois.

Manson a noté la furonculose. La pâleur des téguments est très fréquente (blanc porcelainique).

On a signalé souvent la chute des cheveux et la striation longitudinale des ongles (Shaw).

Parfois, on rencontre des abcès sous-cutanés de longue durée. Durand a trouvé dans le pus de ces collections du *melitensis* pur, sans association. Gillot a décrit des gommes du tissu conjonctif.

Les suppurations diverses s'observent presque toujours au déclin de l'infection ou pendant les phases interminables de la convalescence.

MANIFESTATIONS MORBIDES ET COMPLICATIONS RARES

Appareil circulatoire. — On a pu dire, avec juste raison, que le *micrococcus melitensis* n'aime pas le cœur (Cantaloube). La circulation est peu touchée dans l'infection mélitenséenne. Du côté du cœur, des troubles nerveux : palpitations ou arythmie. A la longue, quand la maladie dure plusieurs semaines, des souffles anémiques, l'angoisse précordiale, la tachycardie, les intermittences peuvent se produire. La myocardite mortelle, la péricardite avec épanchement (cas de Soulié) sont des raretés. Il faut, au contraire, savoir que les anciennes lésions d'orifices sont toujours aggravées par les complications cardiaques qui interviennent au cours d'une fièvre de Malte.

M. le professeur Lagriffoul et le Dr H. Roger, de Montpellier, ont consacré, dans la *Province médicale* du 18 juin 1910, un article intéressant aux troubles cardiaques dans la fièvre de Malte, auquel j'emprunte les conclusions suivantes :

« Endocardite méditerranéenne rare, pouvant se présenter sous deux formes bénignes, disparaissant sans lésions organiques ultérieures, grave avec chronicité et hyposystolie. Elle serait due à la présence, sur la séreuse intra-cardiaque du *micrococcus*. Une prédisposition ancienne faciliterait l'éclosion du syndrome endocardite. »

Ces complications sont exceptionnelles, surtout dans le *syndrome de Bruce* pur : pour ma part, je ne les ai notées exclusivement que dans les états typhoïdiques mélitenséens. Chez une malade vue en consultation, avec deux de mes confrères à Tunis, nous trouvâmes des symptômes extrêmement graves d'endocardite; cette dame présentait le véritable *état typhoïde grave mélitenséen.*

Le pouls offre des modifications importantes. Il y a très souvent un pouls lent, en discordance avec la température. Cette dissociation a, dans bien des cas, une importance diagnostique considérable. Lagriffoul et Roger citent l'exemple d'un individu de quarante-quatre ans, dont le pouls, au début d'une période apyrétique, tombait à 44 pulsations.

Funaro, de Tunis, insiste sur ce point que la rapidité du pouls dans la période apyrétique doit faire craindre une rechute prochaine.

La tension artérielle est généralement abaissée : l'hypertension ferait redouter une évolution grave (Gardon).

Les phlébites légères (Gillot, Cantaloube), les hémorragies diverses, épistaxis, hémoptysies, gastro et entérorragies (Gillot), le purpura, les métrorragies, la spermatorragie sont des complications possibles, mais très rares.

A l'examen du sang, leucopénie et mononucléose, qui sont la règle pour Nicolle, Manoussos, Gardon, Cathoire, Cardialaguet, Eyre.

« L'examen du sang, dit Rousseau-Langwelt, fait une fois par Manoussos au trente-huitième jour, lui avait donné : 4.500.000 hématies, 2.000 globules blancs. Jusqu'à ces dernières années on ne connaissait que la diminution des globules rouges qui, dès le début, tombent à 3 millions pour descendre encore, au fur et à mesure de la prolongation de la pyrexie.

Gardon, en 1906, rapporte dans sa thèse 13 examens de sang avec mononucléose rare, 11 cas de polynucléose avec leucopénie, dans 2 cas. Cardialaguet (1906) donne les résultats suivants pour 6 examens du sang:

	Mononucléaires et lymphocytes	Polynucléaires
	—	—
Obs. II	80,5	19,9
— III	80	20
— IV	78	25
— XI	48	52
— XII. . . .	57	43
— XIII . . .	55	45

Nicolle est du même avis: *la mononucléose* semble donc être la règle et peut atteindre 80 %.

Appareil génital. — On rencontre surtout l'orchi-épidydimite dans 50 % des cas (Rousseau-Langwelt), 80 % (Eyre), 10 % (Gardon); elle est généralement unilatérale et se produit surtout au déclin de la fièvre de Malte. Les anciens blennorragiques y sont plus prédisposés. Elle se montre presque toujours très douloureuse. Gillot l'a vue compliquée de spermatorragie. D'une durée de huit ou dix jours, elle est ordinairement bénigne sans atrophie testiculaire ultérieure. En France, on a certainement exagéré la fréquence de l'orchite que nous n'observons ici que dans la proportion de 15 à 20 %.

Chez la femme on signale : de l'ovaralgie (Durand de Cottes), des troubles menstruels, des mammites (Lagriffoul, Arnal, Roger), dysménorrhée, aménorrhée (Eyre), métrorragie (Gillot), diminution de la sécrétion lactée (Fièvre de Malte et puerpéralité. Sherb. *Bull. méd. d'Algérie*, 1908).

J'ai vu quelques cas d'infection mélitenséenne survenant le quatrième ou cinquième jour après l'accouchement, comme des accès de fièvre paludéenne : l'accouchement prédisposant l'économie, traumatiquement pour ainsi dire.

MANIFESTATIONS MORBIDES ET COMPLICATIONS TRÈS RARES

Appareil rénal. — Les urines diminuent généralement de volume à cause de la diaphorèse considérable consécutive aux sueurs abondantes. Elles sont colorées, riches en acide urique et urates (Eyre) et en phosphates (Fédérici). Bensi pense que l'urobilinurie et la diminution de l'urine constatée sont attribuables à l'insuffisance hépatique.

Pour Cantaloube, la fièvre de Malte, qui n'aime

guère le cœur, ne paraît pas aimer beaucoup le rein.

D'après certains auteurs anglais, italiens ou espagnols, l'albuminurie serait rare. Schoull la croit habituelle ; Gardon la trouve dans la moitié des cas.

Je la crois légère dans beaucoup de cas et plus prononcée dans les formes éruptives ou dans les états typhoïdes.

L'urémie, dont Schoull signale un cas, est extrêmement rare.

CHAPITRE VI

Diagnostic clinique, et par les méthodes de laboratoire

Sommaire. — Différenciation des divers syndromes. — Taches rosées et stupeur au sens clinique. — Marche de la fièvre. — Grippe. — Paludisme et traitement spécifique. — Hyperthermie de la tuberculose. — Schéma de Grancher. — Forme ondulante de Bruce. — Epreuve du pyramidon. — Rhumatisme. — Le typhus exanthématique. — Fièvre récurrente et Kala-Azar. — Le séro-diagnostic de Wright. — Sa valeur de présomption. — Réaction au 1/50 démonstrative. — Association de l'*Eberth* et du *melitensis*. — Urines et agglutination. — Typhus exanthématique et séro-réaction. — Hémoculture. — Anticorps spécifiques de Sicre. — Isolement du *melitensis*.

I. — Diagnostic clinique

Tout d'abord cliniquement, il faudra faire la différenciation des divers syndromes de la fièvre méditerranéenne.

Le *syndrome de Bruce*, pur, avec fièvre ondulante,

constipation, sueurs, arthralgies, asthénie, ne saurait être que difficilement confondu avec d'autres états. Il pourrait simuler parfois une attaque de rhumatisme, mais la multiplicité des localisations articulaires, la forme de la fièvre, les complications cardiaques lèveraient bientôt les doutes.

Nous avons vu que l'*état typhoïde typique* (avec taches rosées, stupeur, fièvre en trois stades, diarrhée), l'*état typhoïde atténué* (sans taches rosées, avec constipation), l'*état typhoïde fruste* (avec ou sans taches rosées et diarrhée), peuvent reconnaître pour cause aussi bien le bacille d'Eberth que le *micrococcus melitensis*. Il faudra donc bien établir, au lit du malade, ces trois types cliniques et faire déterminer l'entité morbide spéciale par les recherches de laboratoire. On ne manquera pas de remarquer que les taches rosées, la stupeur profonde, sont plutôt toujours le fait de l'infection éberthienne.

En effet, au sens clinique propre et véritable, les taches rosées et la stupeur sont les caractéristiques essentielles de la dothiénentérie. Ce syndrome conserve toute sa valeur diagnostique, malgré les cas rares et exceptionnels où le séro-diagnostic et l'isolement du *micrococcus melitensis* pourraient affirmer l'infection mélitenséenne. Ainsi resteront toujours *intacts* les cadres et les syndromes cliniques, nets et bien déterminés, sans lesquels la médecine d'observation cesserait d'exister.

On peut dire qu'en plus des taches rosées et de la stupeur, la marche spéciale de la fièvre, en trois stades, le météorisme, les angines du début, le dicrotisme du pouls, la diarrhée, les complications cardio-pulmonaires, la forme ataxo-adynamique sont, presque toujours, le fait de l'infection éberthienne. Les sueurs appartiennent plutôt à la fièvre de Malte qu'à la fièvre typhoïde.

Dans la *grippe*, le début brusque, la fièvre élevée d'emblée, accompagnée de symptômes cérébraux, pulmonaires ou gastro-intestinaux intenses, sont faciles à distinguer. La marche de l'influenza n'est jamais aussi longue que celle de la fièvre de Malte. On note très souvent la présence de l'albumine dans les urines.

Dans le *paludisme*, le traitement spécifique par les injections intra-musculaires de quinine, les injections sous-cutanées d'arrhénal, l'opothérapie spléno-hépatique serviront de pierre de touche. En effet, quand cette thérapeutique est méthodiquement instituée, la fièvre malarienne ne résiste pas. Elle cesse de prendre les types intermittent ou rémittent, la périodicité est abolie. La fièvre est toujours bien jugulée par la quinine. L'examen du sang dans les cas douteux révélerait la présence de l'hématozoaire.

La *tuberculose*, si elle se manifeste au début par une fièvre à évolution lente, donne lieu cependant à des symptômes précis. Il faut insister, en particulier, sur l'amaigrissement qui a précédé la période d'hyperthermie, la fréquence des hémoptysies avec la bacillose et leur rareté dans la fièvre de Malte. Les signes d'auscultation apporteront également de précieux renseignements. Dans l'infection méditerranéenne, il est rare que les localisations soient durables et très nettes aux sommets. Le schéma de Grancher reste propre aux prétuberculoses. Le pneumo-paludisme du sommet, comme les congestions méditerranéennes des parties supérieures du poumon peuvent être distinguées de la tuberculose par un clinicien avisé. En particulier, la percussion donne plus souvent de la submatité ou de la matité dans la tuberculose que dans la fièvre de Malte. La marche de la fièvre également présentera des caractères différentiels précieux entre l'une et l'autre. Dans la première, les grandes oscillations dominent presque toujours ; dans la seconde, c'est la courbe thermique typhoïdique, ou la forme ondulatoire de longue durée.

Les cas isolés, le milieu épidémique, la race seront autant de renseignements qui pourront éclairer le diagnostic. La marche générale des deux maladies diffère également.

Dans les cas où le malade présenterait des sueurs abondantes, on pourrait tenter *l'épreuve du pyramidon*, de Cantaloube. Cet auteur prétend que ce médicament, comme aussi l'aspirine et la poudre de Dower, donnerait une diaphorèse *considérable et exceptionnelle*, administrée aux malades atteints de fièvre de Malte. Elle ne serait, en aucun cas, comparable aux sueurs *habituelles* et *banales* produites, chez les gens atteints de fièvre typhoïde ou de tuberculose, par les mêmes médicaments.

Avec le *rhumatisme polyarticulaire* aigü, le diagnostic sera presque toujours aisé. Dans la fièvre de Malte on sait que les localisations cardiaques sont rares. Les arthrites, ou les arthralgies sont plutôt localisées à une ou deux jointures : elles ne cèdent pas aux préparations salicylées. Le traitement d'épreuve a une grande valeur diagnostique.

Le *rhumatisme blennorragique*, monoarticulaire, avec gonococcémie fébrile, pourrait parfois être confondu avec la fièvre de Malte : les antécédents, la gonorrhée, la marche de la fièvre n'en imposeront pas longtemps.

La fièvre de Malte simule parfois le *rhumatisme tuberculeux*, les *arthrites tuberculeuses* (coxalgie notamment). C'est le séro-diagnostic principalement qui pourra lever tous les doutes.

Entre la fièvre méditerranéenne et le *typhus exanthématique* les différenciations sont assez nombreuses. Ce dernier présente, de suite, des caractères de gravité exceptionnelle. L'abattement est profond, la fièvre très élevée, les symptômes nerveux alarmants, la langue étalée, épaisse, saburrale est caractéristique ; le météorisme est fréquent ; l'exanthème, les pétéchies, le purpura sont significatifs.

Les complications cardio-pulmonaires, rénales ou nerveuses, par leur intensité et leur prédominance rapide, assombrissent le pronostic en permettant le diagnostic. Le typhus, en plus, n'a jamais une évolution aussi longue que la fièvre méditerranéenne. Les sueurs, les arthralgies sont rares dans le typhus exanthématique.

On pourrait prendre parfois pour de la fièvre de Malte les manifestations fébriles des *abcès du foie*, en formation. Mais bientôt, les douleurs dan s la région hépatique, souvent du côté du lobe gauche du foie, le subictère, des symptômes de pleurésie ou de broncho-pneumonies droites, les douleurs scapulaires fixeront l'attention et établiront le diagnostic.

La *fièvre récurrente* présente, comme la fièvre de Malte, des sueurs, des rémissions, mais son tracé thermométrique n'est pas comparable à celui de l'infection mélitenséenne. L'examen du sang révélerait la présence du spirille d'Obermeïer, pendant les périodes fébriles.

Dans le *Kala-Azar*, l'hypertrophie de la rate et du foie ont une allure pathognomonique.

«Le diagnostic clinique du Kala-Azar, dit Nicolle[1], à la période d'état nous paraît aisé. Au début, par contre, les difficultés sont certainement très grandes. On devra suspecter en Tunisie toute anémie fébrile s'accompagnant de troubles digestifs, de pâleur précoce et d'hypertrophie de la rate chez un jeune enfant. L'action de la quinine devra toujours être recherchée ; si ce médicament, administré sous la forme d'injections intra-musculaires, se montre impuissant à enrayer la fièvre, le diagnostic de paludisme, se trouvant de ce fait écarté, celui de Kala-Azar s'impose. Il est possible qu'il existe en Tunisie des anémies infantiles fébriles différentes du Kala-Azar ou du paludisme ; jusqu'à présent, nous n'en avons pas rencontré. Nous sommes donc autorisés à considérer, jusqu'à preuve du contraire, comme probablement atteints de Kala-Azar, et par conséquent justiciables des procédés expérimentaux de diagnostic, tous les enfants atteints de grosse rate et de

1. Nicolle. Extrait des *Annales de l'Institut Pasteur*, t. XXIII, juin 1909.

fièvre, dont la température n'est pas influencée favorablement par l'emploi méthodique des sels de quinine. »

Quoique la marche de la température du Kala-Azar soit longue et irrégulière, on la différenciera aisément de celle de la fièvre mélitenséenne comme le montre la feuille de température empruntée à Nicolle.

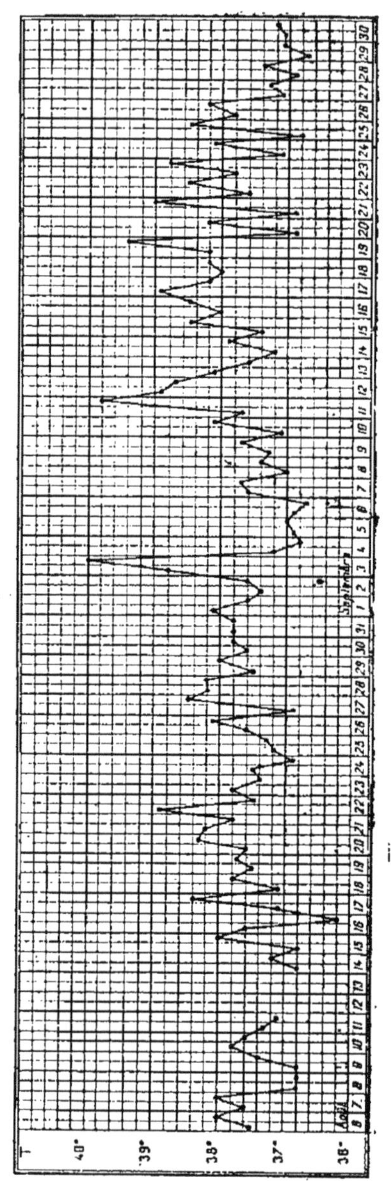

Graphique 6. — Kala-Azar (Nicolle).

II. — Diagnostic par les méthodes de laboratoire.

Sauf dans les cas où on aura affaire au *syndrome de Bruce*, cliniquement pur, et qui ne peut laisser aucun doute sur la nature de la maladie, dans toutes les autres circonstances, il faudra confirmer l'investigation diagnostique au lit du malade, par les procédés de laboratoire.

Ce sera surtout indispensable dans les *états typhoïdes*, qui peuvent, comme nous l'avons vu, reconnaître pour cause le *bacille d'Eberth* ou le *micrococcus melitensis*. Le laboratoire précisera scientifiquement la spécificité.

Les méthodes diagnostiques de laboratoire sont de plusieurs sortes :

a) Le séro-diagnostic ;
b) L'hémoculture ;
c) L'isolement du microbe.

a) Séro-diagnostic. — C'est la méthode la plus pratique, et la plus couramment employée, pour conclure, dans les pyrexies à symptomatologie complexe, pour arriver à préciser l'infection méliten-séenne. Basée sur le même principe que les procédés de Widal, pour la fièvre typhoïde, elle consiste dans l'agglutination du *micrococcus melitensis* par le sérum des malades atteints de fièvre méditerranéenne.

C'est Wright, en 1897, qui l'obtint et la signala le premier. Différents auteurs après lui reprirent ses expériences.

En 1898, Aldrige signale 24 cas positifs ; Elkington, 75 cas sur 158 observés à Gibraltar. En 1899, Eirt et Lamb établissent nettement sur 101 sujets :

38, Fièvre typhoïde ;
4, Abcès du foie ;
10, Suppurations locales ;
5, Infections streptococciques :
5, Rhumatisme articulaire aigu ;
8, Tuberculose ;
6, Syphilis secondaire ;
2, Cancer ;
4, Dysenterie ;
1, Amygdalite aiguë ;
1, Diabète.

Dans la fièvre typhoïde, d'après Wright, Smith, Manoussos; dans la typhoïde, la paratyphoïde, d'après Durand (de Cottes) ; dans le tabes, gonorrhée, tuberculose, et les affections les plus diverses d'après Basset-Smith, le séro-diagnostic est négatif pour le *micrococcus melitensis*.

« Au point de vue expérimental, la séro-agglutination, dit Leenhardt [1], est bien spécifique de la maladie ; et tous les animaux inoculés avec le micro-

1. Leenhardt. *Journal de médecine français*, 1910.

coccus présentent une réaction positive ; elle est négative, au contraire, chez les animaux sains, ou chez ceux atteints d'infection d'autre nature ; c'est un fait sur lequel s'accordent tous les auteurs. »

Le résultat satisfaisant du séro-diagnostic a été le même entre les mains d'Erlington, de Birt, Lamb, Craig, Manoussos, Nicolle [1], Cantaloube [2].

Nicolle emploie des cultures sur gélose ordinaire, datant de trois à cinq jours, émulsionnées avec de l'eau physiologique ou du bouillon. Il recommande de ne pas faire de grattage. Le sérum du sujet malade est mélangé avec l'émulsion, dans des proportions variant de 1/2, 1/5, 1/10, 1/20, 1/50, à 1/100 — ou une goutte de sérum pour 2, 5, 10, 20, 50, ou 100 gouttes d'émulsion.

Seize à vingt-quatre heures après, on contrôle les résultats. A 1/50, la réaction, d'après *Nicolle*, doit être démonstrative, en vingt-quatre heures au microscope ou à l'œil nu.

Divers autres procédés ont été employés par Gillot, Gardon, Durand (de Cottes).

« Le pouvoir agglutinant, dit Schneider [3], appa-

1. Nicolle ne reconnaît au séro-diagnostic, au 1/50, que la valeur d'une *forte présomption* : l'isolement du *micrococcus melitensis* étant la preuve scientifique absolue.

2. Cantaloube. *Fièvre de Malte en France.*

3. Schneider. *Bull. Méd.*, 1910.

raît dans le sérum des malades du cinquième au quinzième jour, ordinairement vers le neuvième jour. Augmentant progressivement, il est surtout intense du trentième au quarantième jour de l'affection, diminuant très vite pendant la dernière période fébrile. Il peut persister, après guérison, des mois et des années, ce qui a permis de porter plusieurs fois un diagnostic rétrospectif. »

Il peut persister plusieurs mois après la maladie : treize mois pour Soulié, quatre ans pour Lagriffoul et Roger ; deux ans pour Shaw et Neutter, peut-être dix ans, d'après Eyre.

A cause de certaines difficultés de recherches reconnues par Eyre et Nicolle, il est toujours bon, au cours d'une fièvre suspecte, de faire procéder à plusieurs séro-diagnostics, dans le cas de réponse négative.

A cause de l'association possible entre l'infection éberthienne et l'infection mélitenséenne, Gillot a préconisé le séro-diagnostic double : une goutte de culture d'Eberth et une goutte de culture de *melitensis* sont ajoutées à la même dilution de sérum. Ainsi, on observe consécutivement l'agglutination de tel ou tel microbe, ou des deux simultanément.

L'urine, la salive, la sérosité des vésicatoires (Pollaci et Ceraulo) permettent d'obtenir l'agglutination.

Récemment Nicolle et Comte, dans le *Bulletin de la Société de pathologie exotique* (13 avril 1910), ont établi que les malades atteints de typhus exanthématique avaient un sérum agglutinant le *melitensis*. Étant donné la différenciation très nette de la symptomatologie, cela n'entraînerait aucune cause d'erreur, mais, bien au contraire, confirmerait le diagnostic clinique du typhus exanthématique.

En dehors des laboratoires on peut, comme l'a indiqué Wright, se servir, pour le séro-diagnostic, de cultures mortes, formolées à 4 °/₀. Stracham et Birt les emploient additionnées de 0 gr. 05 de phénol.

« On considère la réaction comme positive, dit Henri Roger, quand elle se produit à la dilution d'au moins 1/30 (Wright, Gardon, Smith, Bruce, Eyre). Critien, Durand (de Cottes) l'admettent positive même à 1/10. Nicolle considère un pouvoir agglutinant de 1/50, ou au-dessus comme pratiquement spécifique de la fièvre méditerranéenne. Par contre Bensis réclame comme limite minimum 1/500, et certains auteurs anglais, 1/1000. » Aubert, Cantaloube et Thibault déclarent la séro-réaction positive, quand l'agglutination est macroscopiquement manifeste au 1/20, dans le laps de temps d'une à deux heures à la température de 15°.

Hémoculture. — D'une façon presque constante on retrouve le *micrococcus melitensis*[1] dans un bouillon (environ 250 cc.), ensemencé avec 4 ou 5 centimètres cubes de sang de mélitenséen, au bout de quatre ou cinq jours de séjour à l'étuve à 37°.

Ces résultats ont été obtenus par Cannata, Durand (de Cottes), Lemaire, Eyre, Shaw.

Isolement du micrococcus melitensis. — La ponction de la rate préconisée par Bruce, Nicolle, Manoussos, Durand (de Cottes), a permis à ces auteurs d'isoler le *micrococcus melitensis*. Quelques médecins trouvent cette ponction[2] inutile et dangereuse, malgré l'hypertrophie de la rate.

1. Caractères principaux du *micrococcus melitensis* :

Agglutination par le sérum d'un animal inoculé au 1 °/₀₀, au moins ;

Culture sur gélose glucosée tournesolée, non virée en sept jours à 37° ;

Culture alcaline en lait tournesolé, conservé à 37° pendant trente jours ;

Coloration à la fuchsine phéniquée diluée ;

Pas de coloration par le Gram.

(Sergent. *Revue d'hygiène et de police sanitaire*, août et septembre 1910.)

2. « La ponction de la rate, dit Sergent, permet d'isoler avec une sûreté particulière le microcoque pendant les accidents fébriles. Le danger de ces ponctions n'est pas très grand si le malade garde le repos au lit, si on se sert d'aiguilles neuves de 2 millimètres de calibre environ, et si on a la précaution de

Dansle culot des urines centrifugées, on a retrouvé le *micrococcus melitensis*, surtout à la dernière période de la maladie, pendant la convalescence ou dans des cas ambulatoires.

Sicre a signalé des recherches intéressantes sur des anticorps spécifiques dans le sérum des méliten-séens.

« A l'étude de la fièvre ondulante, dit Rousseau-Langwelt[1], précise au point de vue clinique et bactériologique, manquait la recherche des anticorps. Sicre a fait porter ses investigations sur des sérums de malades prélevés depuis une période de deux ans, et conservés aseptiquement, ainsi que sur trois sérums d'animaux vaccinés contre le *micrococcus melitensis* (1 âne, 2 lapins) ; les épreuves furent faites avec six échantillons de *micrococcus melitensis* de provenances diverses, et voici la conclusion de l'auteur :

1° Des anticorps spécifiques, décelables par la réaction de fixation de Bordet, existent dans le sérum des animaux en état d'immunité active contre le

faire suspendre la respiration du malade pendant la petite opération. La rate dépasse presque toujours le rebord des fausses côtes. » (Dr Edmond Sergent, *Revue d'hygiène et de police sanitaire*, 20 août 1910.)

1. Rousseau-Langwelt, thèse, 1909, *op. cit.*

micrococcus melitensis, et dans le sérum des malades atteints de fièvre ondulante ;

2° Ces anticorps se fixent sur les échantillons du *micrococcus melitensis* de provenances diverses, aussi bien que sur le microbe vaccinant ou infectant;

3° Ces anticorps paraissent sans relations avec l'agglutination du sérum, puisque la réaction de fixation est nettement positive, dans tous les cas, indépendamment du taux et malgré l'affaiblissement de l'agglutination (une baisse très sensible de pouvoir agglutinant du sérum s'observe sur des échantillons de sérum recueillis depuis longtemps). »

En résumé, aujourd'hui, quand le médecin se trouvera en présence d'un malade offrant les caractères d'une fièvre continue, il devra s'efforcer d'établir, *d'abord cliniquement*, son diagnostic.

Il procédera à l'examen minutieux des symptômes, et il pourra *toujours* arriver à la conception nette d'un syndrome: ou état typhoïde, ou syndrome de Bruce, ou syndrome éruptif, etc. Ce diagnostic syndromatique établi, il fera procéder aux recherches de laboratoire, séro-diagnostic, hémoculture et isolement du microcoque, après ponction de la rate, qui fixeront définitivement quel est le micro-organisme spécifique en cause.

En présence d'un état clinique se rapprochant de la dothiénentérie, il pourra dire avant la réponse du laboratoire : état typhoïde presque sûrement à *bacille d'Eberth*, peut-être à *micrococcus melitensis*.

Le séro-diagnostic, positif au 1/50, établira une forte présomption (pour le *micrococcus melitensis*); l'isolement du microcoque déterminera la certitude scientifique.

En effet, dans la plupart des cas, il sera bon de faire procéder à un examen direct du sang (par ponction de la rate principalement). L'isolement et la culture du *micrococcus melitensis* donnent *exclusivement* et *absolument* la notion de spécificité.

CHAPITRE VII

Pronostic et évolution

SOMMAIRE. — Pronostic bénin. — Opinions des divers auteurs. — Mortalités à taux divers. — Différences de léthalité dans le syndrome de Bruce et les états typhoïdes. — Séro-pronostic. — Procédé de Durham. — Bases d'appréciations pronostiques. — Cas de longue durée. — Rechutes. — Preuve de guérison.

Au début de ma carrière en Tunisie, j'avais entendu très fréquemment dire à nos confrères italiens, depuis longtemps installés en Tunisie, que la fièvre du pays, la fièvre méditerranéenne, était une maladie extrêmement bénigne. Moi-même j'eus l'occasion d'observer nombre de mélitenséens sans cas mortels, sauf un ou deux.

Schoull, cependant, écrivait déjà en 1903 : « *Le pronostic*, malgré la bénignité apparente de la fièvre méditerranéenne, est donc sérieux. Si le taux de la mortalité est faible, la gravité de certaines complications, la longue durée de la maladie, l'affaiblissement physique et intellectuel qu'elle peut laisser à sa suite font, à mon sens, de la fièvre méditerranéenne une affection grave ; et cela d'autant plus que, ainsi que nous le verrons en étudiant le traitement, nous ne possédons contre elle aucune ressource thérapeutique vraiment efficace. »

Hayat déjà, dans sa thèse, signalait la possibilité d'une gravité plus grande et rapportait des cas mortels d'après plusieurs auteurs.

Eyre accuse une mortalité de 6,9 °/₀ à Malte. En France, elle fut de 7 °/₀ pour l'épidémie de Saint-Martial ; 4 °/₀ pour celle de Saint-Bauzile-de-Montmel ; 4 °/₀ dans les services hospitaliers de Montpellier ; de 5 pour 106 cas à Sumène.

Cantaloube indique 13 morts sur 200 cas.

Scialom, en Tunisie, en 1908, signale une mortalité plus grande que de coutume.

Au lit du malade, naturellement, les formes typhoïdes hyperthermiques, hypertoxiques, peuvent et doivent être considérées comme très graves. Le pronostic s'assombrira davantage, dans les états typhoïdes, dès l'apparition des complications cardiaques avec accélération du pouls, symptômes devant faire craindre une issue funeste ; pulmonaires, avec broncho-pneumonie redoutable ; rénales (albuminurie) ; encéphaliques (méningites, pseudo-méningite cérébro-spinale).

Dans le *syndrome de Bruce*, au contraire, le pronostic m'a paru toujours très favorable. La faiblesse consécutive aux longues périodes de fièvre ne présente pas de grands dangers. Ce serait dans ces cas que la guérison pourrait être considérée comme la règle ; et la mortalité ne dépasserait pas 2 ou 3 %. Encore, faut-il tenir compte des antécédents pathologiques des malades : la syphilis en évolution, la tuberculose à ses différents degrés, les cardiopathies diminueraient les chances de rétablissement définitif.

Birt et Lamb, d'après le pouvoir agglutinant, pensent avoir donné un *séro-pronostic* bien établi :

« 1° Dans les cas aigus, disent-ils, dès le début, une séro-réaction faiblement persistante est d'un pronostic sombre ; de même si le pouvoir agglutinant tombe brusquement d'une valeur élevée à zéro.

« 2° Si l'agglutination est forte et croissante, même pendant l'apyrexie, la guérison sera prompte, quelle que soit la gravité des symptômes observés.

« 3° Le pronostic doit être réservé, si la quantité des agglutines baisse beaucoup, et cela quelle que soit la bénignité des symptômes ; les rechutes fréquentes sont à craindre. »

Basset-Smith et Courmont sont arrivés à des conclusions analogues.

Durham a cherché à établir des données pronostiques d'après des inoculations intra-cérébrales de *micrococcus melitensis* faites à des cobayes. Il a établi les points suivants :

« 1° Les injections promptement mortelles ne provoquent pas un développement considérable d'agglutinines.

« 2° Pour les injections à la suite desquelles les animaux survivent plus ou moins, il y a deux groupes à établir :

« *a*) Ceux où la quantité d'agglutinines, d'abord relativement considérable, diminue beaucoup avant la mort ;

« *b*) Ceux où la quantité d'agglutinines reste relativement constante.

« 3° Les injections auxquelles les lapins survivent peuvent présenter un développement plus ou moins considérable d'agglutinines. »

Il faudra toujours être circonspect pour l'avenir des malades atteints d'infection mélitenséenne : on devra faire intervenir dans le pronostic les éléments suivants d'appréciation :

a) Le nombre des rechutes et la lenteur de la convalescence ;

b) L'anémie, l'asthénie, la débilité générale du sujet;

c) Les névralgies rebelles;

d) Les prédispositions à la tuberculose;

e) Les complications cardiaques (tachycardie, persistant dans la convalescence).

L'évolution de la fièvre de Malte est très variable. « Ce qui fait, disent Nicolle et Triolo, la gravité de la maladie (dans le syndrome de fièvre ondulante) c'est sa durée : un ou deux mois, un mois et demi en moyenne dans cette forme. Dans la forme atténuée elle est plus longue; elle n'est pas moindre de deux mois; généralement elle atteint trois mois, quelquefois quatre. L'amaigrissement est très marqué et la convalescence longue. »

Les auteurs ont signalé des cas exceptionnels de très longue durée : pour Hughes (d'après 372 cas), elle serait en moyenne de soixante à soixante-dix jours, mais pourrait parfois, quoique rarement, être de trois cents jours. Bruce signale un cas de dix-huit mois ; Veale et Hughes, deux ans ; Weil, deux ans et demi.

En moyenne, elle serait de deux à trois mois, dans le *syndrome de Bruce* pur.

La statistique de Cantaloube établie à la suite de

l'épidémie de Saint-Martial lui a donné une moyenne de durée de six mois.

Cette évaluation est certainement supérieure à celles que nous avons pu observer, depuis dix-huit ans, en Tunisie. Notre pratique personnelle nous permet, dans la majorité des cas, de fixer une durée rarement inférieure à soixante jours, dans la plupart des cas de deux mois et demi à trois mois.

On reconnaît, d'ailleurs, que le nombre des rechutes n'a rien de fixe et accroît singulièrement la forme de l'infection mélitenséenne.

Quand une première atteinte fébrile et un premier cycle hyperthermique sont terminés, la rechute, après une période d'apyrexie, est généralement courte et ainsi de suite jusqu'à la convalescence.

La guérison peut être affirmée après une longue pause apyrétique ; quand la langue a repris son aspect normal, lorsque la constipation a disparu. Le retour de l'appétit et de la régularité du pouls, la suppression des douleurs arthralgiques ou des névralgies sont également de bons signes.

On comprendra aisément que les formes à *états typhoïdes graves* présentent les cas de mort les plus nombreux.

Une première attaque donne généralement l'immunité, mais temporaire, paraîtrait-il (Bruce, Carageorgidas).

On cite l'exemple d'Eyre atteint à Londres, probablement contagionné dans un laboratoire, et deux ans après gravement atteint de nouveau à Malte.

CHAPITRE VIII

Étiologie et épidémiologie

Sommaire. — Micrococcus de Bruce. — Zammit et l'origine caprine. — La commission anglaise de 1905. — Le lait des chèvres malades. — Leurs urines. — Travaux de Nicolle et Conseil. — Dangers de la consommation du lait de chèvres contaminées. — Fromages. — Contagion humaine d'origine animale. — Autres modes de contagion que le lait. — Parasites et moustiques. — Aptitudes morbides des races. — Fréquence de contamination chez les Israélites. — Voies d'introduction du *micrococcus melitensis*. — Les épidémies en dehors de Malte. — La fièvre méditerranéenne endémique dans la région méridionale de la France. — Nombreux mémoires et travaux.

Si elle est restée vague pendant fort longtemps et obscure, elle est aujourd'hui déterminée d'une façon très rigoureuse.

L'infection mélitenséenne reconnaît pour cause absolue la présence du micrococcus de Bruce dans la rate, le sang, l'urine et le lait des individus atteints de la maladie.

Nous étudierons dans un autre chapitre la biologie et la morphologie de ce micro-organisme.

C'est à Zammit qu'on doit la notion de l'origine caprine de la fièvre méditerranéenne. Il établit d'une façon indubitable la présence du *micrococcus melitensis* dans le sérum du sang des chèvres de Malte. Il commença ses travaux en 1905, comme membre de la Société royale anglaise chargée d'étudier cette maladie. Kennedy, Horroks confirmèrent les travaux de Zammit et établirent que la moitié des chèvres de Malte est atteinte d'une infection spéciale à *micrococcus melitensis*. Eyre, Mac Naught, Kennedy et Zammit montrèrent que le microbe passe chez un dixième des chèvres, dans le lait de ces animaux, qui communique la fièvre de Malte à ceux qui l'ingèrent. Dans la garnison anglaise, à Malte, quand on remplaça le lait de chèvre par le lait condensé, les cas de fièvre méditerranéenne diminuèrent promptement.

« Les chèves malades, dit Schneider, éliminent le germe spécifique par le lait et les urines ; leur sang, leur lait (lacto-réaction de Zammit) l'agglutinent à un taux parfois très élevé.

« Le tableau ci-dessous fixera les idées sur la valeur de cette notion.

Auteurs	Régions	Pourcentage des chèvres infectées
Zammit et Horroks,	Malte	50 °/₀.
Sergent,	Algérie. . . .	3,4 °/₀.
Nicolle et Conseil,	Tunis	30,72 °/₀.
Conor et Huon,	Marseille . . .	34,25 °/₀.
Aubert, Cantaloube et Thibault,	Saint-Martial et Sumène (Gard).	29 °/₀.

Dans une première enquête sur les chèvres laitières de Tunis (avril 1909, *Bulletin de la Société de pathologie exotique*), Nicolle et Conseil arrivaient aux conclusions suivantes : « Notre enquête, en montrant la forte proportion des chèvres atteintes de fièvre méditerranéenne dans les troupeaux tunisiens, fait ressortir, en même temps, le danger auquel expose actuellement la consommation du lait de chèvre à Tunis.

Plusieurs mesures nous paraissent devoir être préconisées pour empêcher la contamination de l'homme ;

1° Rendre obligatoire la déclaration de la maladie ;

2° Avertir par affiche le public tunisien du danger qu'offre la consommation du lait de chèvre non bouilli ;

3° Surveiller l'importation des chèvres venant de Malte, de façon à empêcher l'introduction de nouveaux animaux infectés ;

4° Soumettre les étables et troupeaux de chèvres à une inspection et interdire la vente du lait des animaux reconnus malades. »

Dans un second travail (novembre 1909) les mêmes auteurs consacraient une étude intéressante et très complète aux chèvres laitières en Tunisie, à leurs races et à leurs variétés, à leur hygiène, leur nourriture et leur installation. Ils donnaient également des renseignements très circonstanciés sur le lait de chèvre et sa consommation pour la Tunisie. Enfin, ils ajoutaient à leurs conclusions précédentes le paragraphe suivant :

« En terminant la note préliminaire que nous avons présentée au sujet de cette enquête à la *Société de Pathologie exotique*, nous nous exprimions ainsi : « Notre enquête en montrant la forte proportion des chèvres atteintes de fièvre méditerranéenne dans les troupeaux tunisiens, fait ressortir en même temps le danger auquel expose actuellement la consommation du lait de chèvre à Tunis.

« Ces conclusions ont été adoptées sous forme de vœu par la Société.

« Le décret du 22 septembre dernier satisfait à la

troisième de nos propositions, puisqu'il porte interdiction complète de l'entrée en Tunisie des chèvres maltaises et de leurs produits. Le danger n'est cependant pas supprimé; il importe encore, ainsi que nous l'avons dit, d'avertir le public des risques actuels, de lui indiquer le moyen de les éviter (ébullition du lait); enfin, de combattre l'épizootie caprine en Tunisie même, où elle règne et se propage. Nous indiquerons ultérieurement quels sont ses modes de propagation. »

Dans ces conditions, on comprendra tout le danger qu'offre la consommation du lait des chèvres contaminées. Malheureusement, quand ces bêtes sont atteintes, elles ne présentent pas de symptômes très évidents de leur contamination : on signale surtout la diminution de la sécrétion lactée, de l'anémie, des petites épidémies locales, parfois des avortements répétés. Les chèvres sont infectées par des modes divers : excoriation mammaire, contact direct, ingestion d'aliments souillés et d'urine de malades.

La séro-réaction a démontré que d'autres animaux que la chèvre pouvaient être porteurs de *micrococcus melitensis*, tels sont : le mulet, l'âne, le cheval, le chien, la vache, le lapin, le rat, le cobaye, les poules. L'épidémie de Saint-Bauzile-de-Montmel a procuré à MM. Lagriffoul, Arnal et Roger, l'occasion de prouver que les brebis aussi pouvaient être contaminées et devenir une cause de contagion.

Cantaloube a pu attirer l'attention sur le danger de la consommation du fromage et du lait, comme des légumes dans les milieux épidémiques.

« Lait et fromage, dit-il, ne constituent pas toute l'alimentation. Certains légumes consommés crus, salades cultivées ou herbes des champs, dont les Cévenols se régalent, peuvent dans certaines circonstances se transformer en agent de contagion. Pollués par le fumier, sur lequel l'urine des chèvres infectées a semé le micrococcus, ces végétaux ne peuvent espérer d'être inoffensifs après le rapide lavage à l'eau qui précède leur absorption. Il y a là une porte d'entrée à surveiller. »

Qu'il s'agisse de lait de chèvre, de lait ou de fromage de brebis, la fièvre méditerranéenne aurait presque toujours une origine animale.

« Vous avez là, messieurs, dit le professeur Rauzier, dans la *Province médicale*, un bel exemple de contagions humaines d'origine animale. Une fois de plus nous pouvons nous proclamer trahis par nos frères inférieurs, et la fièvre de Malte ne fait, en cela, que grossir une liste déjà longue ! Chien et kyste hydatique, cheval et tétanos, mouton et maladies charbonneuses, perruche et psittacoses, bœuf et tuberculose, rat et peste, moustique et malaria, etc. ; ces seuls rapprochements ne vous en disent-ils point assez, et n'êtes-vous point humiliés de constater qu'un grand nombre des infections qui nous déciment émanent (je laisse ici de côté les rats et les moustiques)de serviteurs utiles et d'autre part bienfaisants, qui souvent dans notre voisinage, ou même à notre foyer, occupent une place privilégiée? »

Nous extrayons du *Bulletin médical* du 10 mars 1909 une communication intéressante qui démontre une fois de plus que la contagion par le lait de chèvre n'est pas l'unique étiologie de la fièvre de Malte.

« Sur un cas de fièvre de Malte contrôlé par l'examen bactériologique. Guérison :

« MM. Sicard et Lucas communiquent l'observation d'un malade venant de Malaga et qui, huit jours après son arrivée en France, fut pris de troubles morbides ayant d'abord fait penser à une fièvre typhoïde. Un examen bactériologique démontra, peu de temps après, que le sérum du malade agglutinait à 1 pour 250 le *micrococcus melitensis.*

Cette observation est surtout intéressante par la symptomatologie anormale qu'on y a rencontrée : absence de sudation, diarrhée abondante, au lieu de la constipation habituelle à la fièvre de Malte ; quelques douleurs sacro-iliaques fugaces au lieu des arthralgies persistantes qu'a signalées M. Danlos [1].

Enfin notre malade n'avait jamais été en contact avec des chèvres, n'avait pas bu de lait de ces animaux, et habitait Malaga où il y a des fièvres intermittentes, mais où on n'a jamais observé de cas de fièvre de Malte.

M. Rist. — La fièvre de Malte est depuis longtemps connue à Gibraltar — qui n'est pas très éloigné de Malaga — puisque au siècle dernier elle a été décrite par les médecins anglais sous le nom de *roch fever*. »

On a accusé, sans preuves à l'appui, les poux, les punaises, et les moustiques de transmettre l'infection ; mais ces faits sont loin d'être démontrés. Ross et Levich ont incriminé le moustique, l'*acartomya Zammiti* : de nombreux auteurs ont nié cette étiologie.

Zammit, le 8 août 1904, prit deux *stegomya fasciata* qui avaient piqué un mélitenséen gravement touché, puis les mêmes moustiques, deux jours après, purent se repaître à leur aise sur un *macacus sinicus*, à l'abri de toute autre contamination. De nouveau le singe, le 20 août, est piqué par les deux *stegomya fasciata*. Treize jours après la première inoculation, élévation de température, pas d'agglutination. Le 26 août, fièvre ; cette fois le séro-diagnostic est positif à 1/300. Le

1. Voir *Bulletin médical*, 1908, n° 67.

sang du *macacus sinicus* permettait d'isoler le *micrococcus melitensis*.

E.-H. Ross et Murray Levich expérimentèrent avec le *stegomya fasciata*, le *culex pipiens*, le *culex fatigans* sans aucun succès de transmission à l'homme.

Horroks et Kennedy examinent 275 moustiques qui s'étaient nourris de sang et de matières fécales de sujets atteints d'infection mélitenséenne. Le contenu de l'estomac fut déposé sur gélose tournesolée et glucosée. Le *micrococcus melitensis* est rencontré chez deux *culex pipiens* et un *stegomya fasciata*. Dans une autre expérience, de même genre, 431 moustiques n'ont eu qu'un *stegomya fasciata* infecté.

Eyre, M. Naught, Kennedy et Zammit insistèrent encore avec un *micrococcus melitensis* inoculé par la voie intra-cérébrale au cobaye : les résultats ne furent pas concluants.

Certaines conditions peuvent favoriser l'éclosion de cette maladie comme de toutes les infections microbiennes, telles sont les *conditions hygiéniques générales*, les maladies antérieures.

Le sexe n'a aucune influence spéciale : on a pu dire que ce sont plutôt les hommes qui sont atteints à Malte, et plutôt les femmes en Tunisie. La fièvre méditerranéenne serait surtout une maladie de l'âge adulte. Toutes les races peuvent être atteintes, prétendent la plupart des auteurs.

« On sait, dit Hayat, que pour plusieurs des maladies microbiennes l'aptitude morbide varie considérablement suivant les races. Tel n'est pas le cas de la fièvre de Malte, puisque, ainsi que nous allons le démontrer plus loin, on l'a signalée chez les Anglo-Saxons à Malte et à Netley, chez des Latins en Italie, chez des Israélites à Tunis, chez des Indous dans le Duncan (Indes)... Pourtant il est un fait digne de remarque : c'est que la fièvre méditerranéenne épargne, en général, les personnes qui sont depuis peu de temps dans le pays où on la rencontre ».

Les médecins qui exercent à Tunis, ou en Tunisie, ont remarqué la fréquence avec laquelle sont atteints les Israélites, qui payent un lourd tribut à cette maladie. Parmi nos compatriotes, au contraire, les cas sont bien moins fréquents. A l'Hôpital civil français, en douze ans, j'ai vu un nombre restreint de malades atteints : le plus grand nombre que j'ai pu observer appartenait à la race israélite. Les Français présentaient bien plus souvent l'apparence de *l'état typhoïde* que les symptômes caractéristiques du *syndrome de Bruce*. Les nombreux séro-diagnostics que j'ai fait faire à l'Institut Pasteur, de Tunis, pour des malades de mon service, témoignent de l'exactitude de ce fait.

Il est maintenant facile de comprendre les différents modes de contagion. Voici les voies les plus importantes suivies par le microbe dans sa pénétration dans l'organisme humain.

a) *Voie digestive.* — Lait ou fromage de chèvre. Eau, aliments divers, liquides souillés par le contact des urines des malades. Mains polluées portées à la bouche. Lait et fromage de brebis.

Gouget, Agasse-Lafond et Weil signalent le cas des bouchers qui contractent la maladie en se servant à table du même couteau qui a abattu, ou dépecé, un animal malade; ou bien encore à la suite de cette habitude qu'ils ont de mettre leur couteau entre les lèvres au moment du dépeçage de l'animal.

Sur les quatre expériences de dépôt dans l'arrière-gorge d'émulsion de *micrococcus melitensis* pratiquées sur le macaque, Sergent a eu trois contaminations avec une incubation moyenne de vingt-quatre jours.

b) *Voie respiratoire.* — Poussières de tous genres s'élevant du sol et contenant le *micrococcus melitensis* provenant de matières fécales desséchées, de déjections de tous genres, etc., etc...

c) *Voie cutanée.* — Piqûres accidentelles chez les

chevriers ou les bouchers : dans le laboratoire, au cours des recherches ou d'expériences. Infirmiers et médecins, par les mains portant des excoriations. Piqûres de moustiques, poux, puces, punaises (très discuté).

d) *Voie génitale.* — Rapports sexuels avec des prostituées, dans le mucus vaginal desquelles on trouva le *micrococcus melitensis*. Singe inoculé par dépôt de bouillon de culture sur le gland excorié.

Les maisons, les étables, les fumiers dans les régions contaminées aident à la propagation de la maladie : les porteurs de germes, malades ou convalescents, y répandent abondamment le microbe spécifique. On peut dire aujourd'hui que les modes de contagion ont pris une grande extension.

Depuis quelque temps, en effet, la fièvre de Malte, restée longtemps endémique dans le bassin de la Méditerranée, a gagné une partie de l'Europe, prenant nettement l'allure épidémique.

A Malte, elle frappait la garnison anglaise et s'étendait par petits foyers de contagion.

En dehors de Malte et de la côte africaine, des épidémies sérieuses ont été signalées : Catane (1878-1879) ; La Goulette (1881 au début de l'expédition française en Tunisie) ; ces dernières années, Saint-Martial, Sumène et Saint-Roman-de-Cordière (Gard)

BIBLIOTHÈQUE NATIONALE R.F. IMPRIMÉS

(1909), Saint-Bauzile-de-Montmel (Hérault) (1910) ont été sévèrement atteints.

Une des épidémies les plus considérables fut celle de Saint-Martial, portant sur 200 cas observés par le Dr Cantaloube qui a écrit, à ce sujet, une importante monographie basée sur le détail complet des malades suivis. L'auteur établit, par sa statistique, une moyenne de six mois comme durée de la maladie, et une mortalité de 13 sur 210 cas.

Pour conclusions sur l'ensemble de l'épidémie observée Cantaloube écrit :

« Polymorphe, beaucoup plus par ses lésions que par ses symptômes, la fièvre de Malte qui n'aime guère le cœur et le rein, chérit particulièrement le système nerveux dans son ensemble : troubles de psychisme, troubles sensitifs, troubles moteurs ou trophiques, œdèmes localisés, asthénie, etc. En plus de ces troubles, il semble que le système nerveux intervient aussi pour une grosse part dans la tendance *fluxionnaire* générale de la maladie : fluxion des articulations, des testicules, du poumon, du foie, de la rate, etc., parfois si fugaces, si bizarres, si changeantes. Et l'on pourrait presque conclure : *Le micrococcus fait le mal, le système nerveux le partage.* »

Les foyers épidémiques, lents à se constituer, en général, s'étendent et gagnent de proche en proche, respectant les hameaux ou les maisons isolées. La durée de l'épidémie est presque toujours assez longue.

En France, on a signalé dans les régions les plus diverses la présence de la fièvre de Malte (Voir chap. *Distribution géographique*).

« La fièvre de Malte, disent MM. Lagriffoul et Roger, est actuellement endémique dans la région méridionale de la France ; elle y est importée depuis au moins plusieurs années.

« Nous avons déjà à plusieurs reprises insisté sur cette donnée toute nouvelle que nos recherches dans les hôpitaux et notre enquête auprès de nos confrères du Midi nous ont permis d'établir (Roger, « La fièvre de Malte ». *Revue générale. Gaz. des hôpitaux*, 22 et 23 janvier 1910. Lagriffoul, Arnal et Roger, « Fièvre de Malte dans l'Hérault. Société de Biologie, 7 janvier 1910. Lagriffoul et Roger. *De l'endémicité de la fièvre de Malte dans les régions méridionales*. Lagriffoul et Roger, « La fièvre de Malte en France », Académie des sciences, 21 mars 1910).

« M. le Dr Cantaloube, ajoutent encore ces auteurs dans la *Province médicale* du 8 juin 1910, au début d'un article récent publié par lui le 28 mai, dans ce journal, rappelle qu'il a été un des premiers à la signaler.

« Simond, Aubert, Blanchard et Arlo la signalent

comme fréquente à Marseille. Wurtz, Danlos et Tanon ont observé près de Paris un malade contagionné par des chèvres maltaises, récemment amenées dans la région et contaminées. Auclair et Braux (1909) ont publié le cas de deux bouchers des abattoirs de la Villette. Chez un autre garçon boucher, Gouget (1910) signale un cas analogue. »

Pour toutes ces relations, le diagnostic et la nature véritables de la maladie ont dû être établis cliniquement et bactériologiquement (séro-diagnostic et isolement du microcoque) pour avoir le caractère absolu et rigoureusement scientifique. Sans cela leur valeur resterait presque nulle.

CHAPITRE IX

Bactériologie

SOMMAIRE. — Morphologie du *micrococcus melitensis*. — Découverte de Bruce. — Isolement. — Biologie. — Sa culture d'après Nicolle. — Vitalité du *micrococcus melitensis*. — Sa présence dans les urines, dans le lait de chèvre et de femme malades. — Toxines hémolysantes. — Milieux de culture. — Pouvoir pathogène. — Inoculation aux animaux. — Sensibilité du singe. — Transmission directe à l'homme. — Contagion de laboratoire. — Observation de Nicolle. — Pouvoir agglutinant.

La morphologie et la biologie du *micrococcus melitensis* sont aujourd'hui bien connues, à la suite des nombreuses études qui en ont été faites.

MORPHOLOGIE. — En 1886, pour la première fois, Bruce trouve dans la rate, neuf heures après la mort du sujet, de nombreux micrococcus. Un an plus tard avec Caruana Xecluna, il ne trouve pas dans le sang d'individus atteints de fièvre méditerranéenne de microorganisme; mais, un de ces malades ayant succombé, une culture de pulpe de rate donna des micrococcus, au bout de soixante-huit heures. Bruce publia une partie de ses recherches dans *The Practitioner*, en 1888.

Gipps, en 1890, isola aussi à la suite de ponctions pratiquées dans le tissu splénique, un micrococcus dont la morphologie est la même que celle du *melitensis* de Bruce. Après lui, Hughes, à la suite d'autopsies de 14 sujets ayant succombé à la fièvre de Malte, signale la présence du *micrococcus melitensis* (1891-1897).

Bruce fit, en 1893, sur la même découverte, une seconde publication dans les *Annales de l'Institut Pasteur* : il donna à ce micro-organisme le nom de *micrococcus melitensis*. L'honneur de cette découverte lui revient donc en entier : aussi ai-je pensé que ce serait fixer définitivement ce mérite en donnant son nom au syndrome, le plus fréquent et le plus habituel, de l'infection mélitenséenne.

Les auteurs modernes ont confirmé les recherches et les résultats des observations faites par les premiers médecins.

Le *micrococcus melitensis* se présente sous la forme ronde ou ovale : cocco-bacille, ou bactérie ovoïde, pour Durham, cocco-bacille, très petit, immobile ne se colorant pas par la méthode de Gram, ne donnant pas de spores, pour Nicolle. « Il se présente, dit

Rauzier, tantôt à l'état d'isolement, tantôt avec l'aspect d'un diplocoque, tantôt sous forme de chaînettes ou d'amas plus ou moins denses. On le colore, avec facilité, par toutes les couleurs d'aniline, mais il ne prend pas le Gram. »

Dépourvu de spores et de capsules, il se reproduit par division directe. Son diamètre a 1/3 μ : environ 0 μ . 60.

Durham et Zammit nient les cils, les flagelles indiqués par Gardon, affirmés par Pollacci et Cannata.

Nous le répétons, il ne prend pas le Gram, prend au contraire les couleurs basiques d'aniline, et se décolore par l'alcool.

Biologie. — Sur gélose, il se cultive en amas, reste isolé sur le bouillon. Il est aérobie : se développant abondamment à 37°.

Sa culture a été bien étudiée par Nicolle, en comparant un échantillon microbien de Tunisie et trois autres provenant de Zammit et de l'Institut Pasteur de Paris.

« En bouillon, dit cet auteur, trouble léger dans les quatre cas. Sur *agar* développement lent ; cette lenteur est surtout marquée pour notre échantillon ; cependant au bout d'une dizaine de passages nous obtenons régulièrement à 35° une culture abondante en deux jours ; cette culture est un peu moins humide et se détache moins complètement de la gélose pour l'échantillon tunisien. Sur gélatine par piqûre, développement très lent et très faible, surtout pour notre microbe : pas de liquéfaction. En *sérum liquide* (âne ou cheval) les quatre échantillons se développent sous forme de grains sans troubler le liquide ; culture plus lente dans notre cas, mais aspect identique. Sur *sérum coagulé*, développement lent et très faible des microbes des quatre provenances, celui de Malte et le nôtre donnent les cultures les mieux appréciées. Sur *pomme de terre et pomme de terre glycérinée*, développement nul dans les quatre cas. Dans le lait, culture des quatre échantillons, aucun ne coagule ce milieu. » (*Presse médicale*, 22 février 1905.)

La vitalité du *micrococcus melitensis* serait faible pour Hayat : six jours environ. Remlinger recommande les cultures sur gélose, sérum et le repiquage tous les trois jours. Cannata, Fiorentini, Signer ont étudié sa résistance et la croient plus forte.

Les acides, la chaleur, la sécheresse, le vin, la bière, l'eau stérilisée ne lui sont pas favorables. Au contraire, la terre, la poussière, les vêtements, l'eau de mer, le lait, l'urine saine, ou surtout l'urine des mélitenséens, lui conviennent mieux.

Horrocks peut cultiver, avec succès, le *micrococ-*

cus melitensis avec l'urine de treize malades; Crawford, Kennedy indiquent la même forme dans 9 1/2 %. Basset-Smith et Shaw ont des conclusions à peu près analogues.

Les nourrices malades ont quelquefois un lait contenant le *melitensis*. On a vu que les chèvres malades en présentent de grandes quantités dans leur lait.

Les sueurs des sujets atteints d'infection méliten-séenne ne contiennent pas le micrococque (Horrocks et Shaw), les crachats non plus (Shaw, Basset-Smith).

Fiorentini prétend que le *micrococcus melitensis* sécrète une toxine hémolysant les globules rouges de l'homme. D'après Durand, de Cottes, il pourrait devenir pyogène.

Nicolle déclare son développement très peu abondant en l'absence de l'air. Il est, nous le répétons, *aérobie* pour tous les auteurs.

Il ne détermine pas la fermentation du lait, il n'est pas générateur d'indol; dans les milieux sucrés nulle formation d'acide ou de gaz.

« Son meilleur milieu, dit Rousseau-Langwelt, est le *bouillon de bœuf gélosé*, à 5 % de peptone, milieu solide qu'on inocule en surface ou en piqûre. Les tubes de ce milieu, ensemencés en piqûres, ne montrent rien les premiers jours; puis on voit apparaître autour du point piqué, et sur le parcours de l'aiguille, des petites taches d'un *blanc* de *perle*, rondes à bords nets. Après quelques semaines, les colonies de la surface forment une rosette, la piqûre est remplacée par une traînée massive de couleur ambrée, jaune beurre, à contours dentelés. »

Pouvoir pathogène. — Les animaux habituels de laboratoire, le lapin, le cobaye, la souris sont considérés comme résistant assez bien au *micrococcus melitensis*, surtout en inoculations sous-cutanées. Par inoculation intra-cérébrale, Durham a déterminé la mort chez le cobaye et le lapin et a renforcé la virulence du microbe. Celui-ci détermine alors chez le cobaye une fin rapide avec troubles nerveux.

Les grands animaux : cheval, mulet, vache, mouton, chèvre, sont, au contraire, sensibles à l'inoculation ou même simplement à l'absorption d'aliments souillés par des urines de malades et contenant le *micrococcus melitensis*, ou arrosées de cultures de ce micro-organisme : ou encore, en les nourrissant avec du lait provenant de bêtes malades. Le sérum, des sujets ainsi infectés, agglutine : le séro-diagnostic est positif.

Le lait, ou les urines, contiennent, parfois assez longtemps, et d'une façon intermittente, le micrococque spécifique. Mais c'est surtout le singe qui s'est montré le plus sensible au *micrococcus melitensis* : chez lui, les inoculations sous-cutanées ont toujours déterminé l'évolution de l'infection mélitenséenne.

Bruce et Hughes, en 1893, ont été les premiers à procéder à ces expériences sur des singes de l'espèce bonnet. Bien portants, présentant une température de 37° à 37°8, pendant quinze jours en moyenne avant l'inoculation, vifs, mangeant bien, semblant en parfait état. Inoculation dans la peau de l'avant-bras avec une culture, pour un singe, d'un sujet mort d'infection méditerranéenne (n'ayant pas présenté à l'autopsie des lésions de plaques de Peyer). Mort du bonnet le vingt-deuxième jour. Température ondulante. Autopsie : pas d'ulcérations intestinales. Foie gros. Rate très hypertrophiée. Mort au bout de treize jours d'un autre singe ; pour un troisième, décès seize jours après l'inoculation. Sujets bien portants restés deux mois en observation avant l'inoculation. Un autre tué au seizième jour donne à l'autopsie les lésions habituelles de la fièvre méditerranéenne. Un cinquième sujet put guérir, après avoir eu des arthropathies manifestes.

Ces expériences si intéressantes et si concluantes ont été maintes fois reprises, notamment par Horrocks et Sergent.

On a démontré que l'inoculation sous-cutanée

n'était pas indispensable. On détermine chez le singe la contamination par l'ingestion de lait de chèvre, par contact de cultures avec des muqueuses (génitales, conjonctivales, rectales, nasales), par ingestion d'urine de singes malades. Le séjour d'un animal de même espèce, dans une cage où a demeuré un certain temps un singe malade, peut produire la maladie.

L'inoculation directe à l'homme a été réalisée accidentellement. Il s'agit dans le premier cas de piqûres chez des personnes fréquentant les laboratoires et s'inoculant au cours des recherches avec des cultures de *micrococcus melitensis*.

Ross et Levich n'ont pas réussi à transmettre la maladie à des hommes qui s'étaient bénévolement prêtés à leurs expériences.

Hayat dans sa thèse (page 46) donne le détail de faits fort intéressants qui ont le caractère d'expériences voulues ou accidentelles concluantes.

« I. — Le 17 septembre 1897, un homme de laboratoire se fait une piqûre au doigt avec l'aiguille d'une seringue qui venait de lui servir à injecter à un cheval une culture vivante de *micrococcus melitensis*. Cette culture provenait, indirectement, d'un tube qui avait été ensemencé avec la pulpe de rate d'un malade mort, deux ans auparavant, de fièvre méditerranéenne. Cet homme se suça le doigt, puis il plongea la main dans une solution phéniquée à 5 %; il cautérisa ensuite sa plaie avec du phénol pur. Le 2 octobre 1897, c'est-à-dire quinze jours après, il tomba malade, et il présenta une courbe qui est en faveur de l'hypothèse de fièvre méditerranéenne dont le malade présenta le tableau. D'ailleurs, la séro-réaction de Wright fut positive.

II. — Le 1er mars 1898, un homme de laboratoire faisait des expériences tendant à trouver un moyen de vaccination contre la fièvre de Malte. Il s'injecta volontairement dans le bras une solution de 1/100 de culture sur gélose de *micrococcus melitensis* datant de sept jours. Le 17 du même mois, c'est-à-dire seize jours après, il tomba malade et présenta des symptômes de fièvre de Malte avec la courbe n° 2 série A ci-jointe. Les auteurs de ces observations, Birt et Lamb, ajoutent : « Dans ces derniers cas, comme dans la plupart des infections bactériennes, il y avait une augmentation considérable de leucocytes polynucléés dans le sang, juste avant le début de la maladie. »

Enfin, il y a une observation du même genre relative à un préparateur de microbiologie, qui contracta, en Angleterre, cette maladie, sans que l'on pût trouver de porte d'entrée — inoculation possible — du microbe de Bruce que ce préparateur manipulait sou-

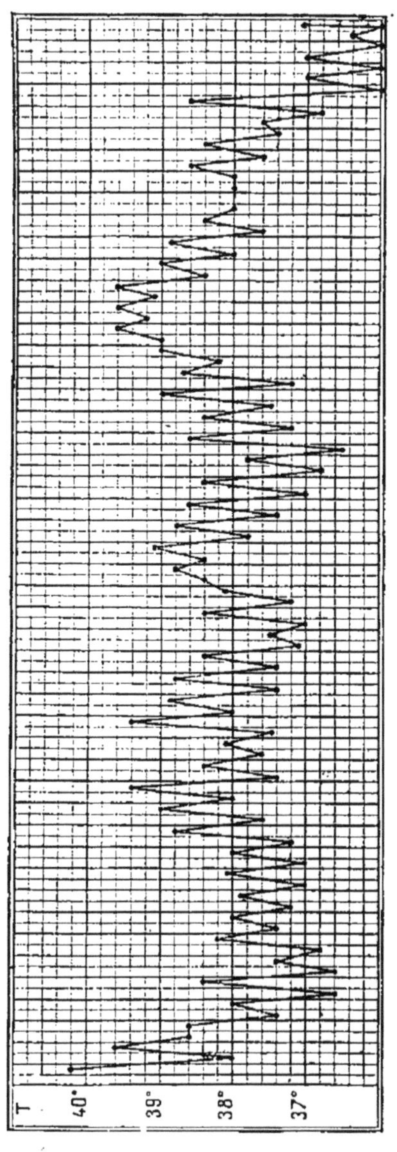

Graphique 7. — Courbe absolument typique, forme ondulante.

vent. Le malade eut une fièvre de Malte compliquée d'orchite double.

Dans les trois cas, la séro-réaction de Wright a été positive.

Nicolle a publié une observation intéressante d'un jeune Français de seize ans, garçon de l'Institut Pasteur de Tunis, qui aidait aux expériences, préparait les milieux de culture. Il fut pris dans des conditions particulières : « Au lieu de manger dans la pièce affectée à cet usage, a commis l'imprudence, malgré nos recommandations expresses, dit l'auteur, de déjeuner tantôt dans un laboratoire, tantôt dans un autre. Ne prend jamais de lait de chèvre, n'a fréquenté aucune personne atteinte de fièvre méditerranéenne, ne se souvient pas avoir été piqué par un moustique dans ces derniers jours: il n'y en a d'ailleurs guère en cette saison. »

La maladie débuta le 26 mars. Les 7, 8, 9 avril épistaxis abondantes, hébétudes, céphalalgie frontale, occipitale, anorexie, constipation.

Le 30 juin, J... reprenait, dit Nicolle, son service.

Pouvoir agglutinant. — Pour éviter des redites nous renvoyons le lecteur au chapitre: « Diagnostic clinique et bactériologique » (séro-diagnostic).

CHAPITRE X

Discussion

Sommaire. — Confusion entre la typhoïde et la méditerranéenne. — État typhoïde à B. d'Eberth. — État typhoïde à *micrococcus melitensis* — Dualité clinique. — Spécificité. — Données scientifiques du laboratoire. — Observation clinique. — Opinion du professeur agrégé Castaigne. — Sérodiagnostic. — Modalités diverses des septicémies. — Opinion de Cruchet. — Démembrement moderne des anciennes entités. — Sens clinique et traditionnel des syndromes et maladies. — Maladies éteintes et maladies nouvelles. — Séro-diagnostics inconstants. — Valeur de l'hémoculture.

De tous les symptômes que nous avons exposés, de la marche habituelle de la fièvre de Malte, et de ses complications, on peut conclure qu'à côté de la fièvre typhoïde, avec laquelle on l'a confondue longtemps, aussi bien dans le bassin de la Méditerranée que dans les régions européennes méridionales, cliniquement, il existe une autre pyrexie, dont le polymorphisme constitue un syndrome souvent troublant et déconcertant pour le diagnostic.

Ce syndrome se rapproche, dans maintes circonstances, si complètement de l'infection éberthienne, qu'il est malaisé d'en déterminer la nature, si on n'a pas recours au séro-diagnostic de Wright ou de Widal. Le laboratoire seul peut donc lever les difficultés. Il existe ainsi cliniquement un « *état typhoïde* », qui tantôt est à *bacille d'Eberth*, tantôt à *micrococcus melitensis*. Ceci ne doit pas trop nous étonner nous autres médecins, habitués surtout à *soigner des malades*, car nous savons que le syndrome clinique méningite peut, tantôt être dû au pneumocoque, au bacille d'Eberth, au bacillus septicus putridus (Roger), au staphylocoque ou au streptocoque, au bacille de Koch. Certes, il y a des infections éberthiennes et mélitenséennes nettement délimitées, et séparées par leur spécificité. Mais toutes les infections éberthiennes ne donnent pas lieu à un ÉTAT TYPHOÏDE, tandis que, indiscutablement, certaines infections mélitenséennes produisent *l'état typhoïde*.

Ainsi comprise, la dualité clinique de la fièvre typhoïde et de la fièvre de Malte me paraît s'éclairer et se simplifier. Le praticien observera et agira avec les seules investigations cliniques.

Suivant que le syndrome se rapprochera davantage d'un des deux types cliniques étudiés, il posera le diagnostic de fièvre typhoïde ou de fièvre de Malte, et il recherchera, ensuite, l'étiologie ou la spécificité, par le séro-diagnostic, l'hémoculture, l'isolement du micrococcus, ou l'inoculation. Ces différents procédés fixeront la nature de la maladie, ou indiqueront que le séro est aussi bien affirmatif, dans le même cas, pour l'*Eberth* et le *melitensis*, et qu'il s'agit, en l'espèce, d'une de ces associations microbiennes, auxquelles la bactériologie nous a habitués. Ainsi, certains médecins ne seront plus déconcertés, devant des cas absolument nets, rappelant rigoureusement, par la marche de la température, par l'évolution des symptômes, par la présence des taches rosées, et la diarrhée, par l'état de la langue et du pouls un *état typhoïde typique*, pour lequel, à plusieurs reprises, les garanties du contrôle scientifique le plus rigoureux, le séro-diagnostic ou l'hémoculture répondent *fièvre de Malte*.

M. le professeur agrégé Castaigne avait raison d'écrire, récemment : « En somme, autrefois le diagnostic de fièvre typhoïde était basé sur un ensemble de symptômes cliniques dont la stupeur, l'aspect d'hébétude du malade, L'ÉTAT TYPHIQUE, en un mot, faisait partie essentielle, aussi bien que la diarrhée et les taches rosées ; aujourd'hui pour affirmer la fièvre typhoïde, il faut et il suffit qu'on trouve dans le sang le bacille d'Eberth, ou que l'on constate les propriétés agglutinantes qui per mettent d'en affirmer l'existence (séro-réaction). Or, comme le bacille d'Eberth a été trouvé dans beaucoup d'affections bénignes et, qu'au contraire, beaucoup *d'états typhiques* ont été reconnus comme n'étant pas liés à une affection éberthienne, on conçoit que dans l'ensemble, par ce seul fait de la conception différente de la maladie, la fièvre typhoïde soit devenue plus bénigne ; il serait injuste néanmoins de ne pas faire jouer un rôle aux médications du traitement, et inexact de ne pas tenir compte des modifications que subissent les maladies au cours des siècles.

« Cette constatation de la différence entre notre conception actuelle de la fièvre typhoïde et la conception ancienne nous amène à nous poser la question de savoir si notre manière actuelle d'envisager la fièvre typhoïde est bien justifiée. On fait de ce terme : *fièvre typhoïde*, qui était une expression clinique, le synonyme *d'infection par le bacille d'Eberth.* Une telle assimilation est-elle rationnelle ? C'est la question que plusieurs se sont posée récemment en la résolvant par la négative (*Journal médical français*, 15 août 1910).» L'infection, si diverse dans ses modalités et son intensité, ne crée pas toujours un type clinique déterminé : le praticien, dans l'enquête diagnostique, ne doit pas ignorer ces variations, mais il aura toujours avantage à respecter les conceptions anciennes.

M. Castaigne fait aussi justement remarquer que l'état typhoïde diffère suivant que le malade est soigné en ville, dans un milieu peu salubre, ou dans un hôpital où il est baigné régulièrement.

Je pourrai dire également que les paludéens qui, à l'hôpital de Tunis, nous viennent de l'intérieur où ils ont manqué de soins, où ils n'ont pu prendre la quinine que par la bouche, diffèrent singulièrement des malades traités dans nos services, par la méthode rigoureuse des injections intra-musculaires de quinine, au moment de l'accès. Les feuilles de température, dans ces deux cas différents, sont absolument dissemblables. M. Cruchet (de Bordeaux), cité par M. Castaigne, à propos de la méningite cérébro-spinale, regrettait que la *classification des maladies infectieuses reposât uniquement sur l'agent microbien en cause.*

« Commençons, dit M. Cruchet, tout d'abord par reconnaître les maladies, nous chercherons ensuite à remonter à leurs causes; nous ferons le diagnostic symptomatique toujours avant le diagnostic étiologique. Mais, surtout, que celui-ci vienne toujours en second lieu, sans jamais se substituer à celui-là. C'est beaucoup faute de ne pas s'en être tenu à ces notions générales que la paralysie infantile, de même que la fièvre typhoïde, après avoir été jadis des entités très nettes, sont en train de se démembrer rapidement, au milieu de discussions pathogéniques interminables.» Cette façon de voir de M. Cruchet, que j'accepte entièrement au point de vue de la fièvre typhoïde et de la fièvre de Malte, n'a pas seulement qu'une valeur spéculative et des avantages cliniques. En pratique, tant que la sérothérapie, ou la bactériothérapie, ne nous aura pas fourni des moyens pour ainsi dire mathématiques de guérison, il y aura toujours intérêt à faire, au lit du malade, un diagnostic clinique symptomatique. Un ÉTAT TYPHOÏDE grave, d'origine éberthienne, ou mélitenséenne, se soigne toujours autrement qu'une atteinte légère de l'une ou de l'autre infection.

Ainsi, seulement, la fièvre typhoïde ne perdra pas (suivant l'expression de M. Castaigne) son SENS CLINIQUE ET TRADITIONNEL devant la fièvre de Malte, la nouvelle entité morbide, qui se dresse de plus en plus devant elle depuis deux ans, en France, aussi bien que dans le bassin de la Méditerranée.

M. Anglada avait déjà écrit en 1869 des *Etudes sur les maladies éteintes et les maladies nouvelles, pour servir à l'histoire des évolutions séculaires de la pathologie*. Bien souvent, depuis quelques années, on a constaté la variation symptomatique des grandes pyrexies. Question de temps, de terrains, de résistance individuelle surtout. Au début, la fièvre de Malte a été observée par les médecins anglais sur les soldats de l'armée coloniale britannique ; sur des Levantins ou des Orientaux, offrant des caractères spéciaux de résistance.

En Tunisie, elle frappe surtout l'élément israélite indigène. Cette catégorie d'individus pouvait avoir une sorte d'immunité acquise, vis-à-vis du bacille d'Eberth, à cause du long séjour dans les pays où cette infection est fréquente, et devenir plus susceptible, par une sorte d'anaphylaxie, vis-à-vis du *micrococcus melitensis*. Pure hypothèse d'ailleurs : ces faits auraient besoin d'être minutieusement étudiés et leurs plus profondes connaissances apporteraient une contribution précieuse à l'étude des diverses pyrexies des régions prétropicales.

Au point de vue de l'examen bactériologique, il ne suffira pas toujours de s'en tenir au séro-diagnostic de Widal ou de Wright, dont les données et les résultats sont inconstants.

Il sera préférable, dans les cas douteux, d'avoir recours à la culture du sang, d'après le procédé de Courmont pour la fièvre typhoïde, à la ponction de la rate que préconise Nicolle pour la fièvre de Malte, malgré ses difficultés en clientèle à cause des dangers, à la vérité, bien minimes qu'elle fait courir aux malades, ou bien en raison de leur pusillanimité.

CHAPITRE XI

Anatomie pathologique

SOMMAIRE. — Aucune lésion caractéristique. — Rareté des autopsies. — Les plus fréquentes à Malte. — Tube digestif. — Foie. — Importance des lésions de la rate. — Banalités des lésions du rein. — Congestion du poumon. — Ulcérations du pharynx et du larynx : cas de Soulié. — Cœur peu atteint. — Parfois péricardite. — Présence du *melitensis* dans divers organes.

Si la fièvre typhoïde comporte des lésions constantes de plaques de Peyer, la fièvre méditerranéenne n'a pas cette personnalité anatomo-pathologique évidente et caractéristique. Aucune lésion ne peut être considérée, sur le cadavre, comme appartenant en propre à cette entité morbide.

D'autre part la léthalité étant, dans cette affection, peu élevée, en général, le nombre des nécropsies est très restreint : de ce fait les recherches sont incomplètes, et rares les documents précis. Dans la science, actuellement encore, le détail des autopsies faites dans des cas de fièvre méditerranéenne se décompose comme suit :

Naples.	1	cas
Padova	1	»
Netley.	2	»
Palerme	5	»
Malte	67	»

Il s'agit, cela va sans dire, d'observations indiscutables, rigoureusement cliniques et scientifiques, auxquelles aucun contrôle ne manque.

Les lésions les plus communément notées ont été:

Tube digestif. — Marston attira l'attention sur les modifications de la muqueuse de l'estomac : *plaques de congestion* principalement.

Elles s'observent également sur l'intestin grêle et le côlon.

Toujours les plaques de Peyer et les follicules clos se présentent avec leur intégrité physiologique. Bruce a signalé, par 2 fois seulement, sur 62 ouvertures du corps, de petites ulcérations, à ce niveau. Gillot a, dans les mêmes conditions, observé un autre cas.

Le foie est congestionné, son volume augmenté.

Roger le compare à un foie cardiaque, au début : il peut y avoir de l'infiltration graisseuse.

La rate présente les lésions, peut-être les plus originales et les plus constantes. Hughes disait qu' « elle ressemblait à un sac à demi rempli de sang ». On la trouve toujours molle, friable, rouge brun. Son poids est augmenté : de 57 à 810 grammes (de 20 à 14 onces, disent les auteurs anglais). Le tissu lymphoïde de la rate, comme celui de la moelle osseuse, s'affirme considérable. Pour Carbone et Carraciolo l'hématolyse serait très puissante, dans cet organe, au cours de la fièvre méditerranéenne ; on y rencontrerait beaucoup de cellules globulifères. Les corpuscules de Malpighi seraient hypertrophiés. On trouve, comme nous l'avons déjà dit, dans la rate des quantités très élevées de *micrococcus melitensis.*

Appareil rénal. — Rarement lésions appréciables, sauf de la congestion banale : de la glomérulo-néphrite fut signalée *une fois* par Bruce. On a pu noter de l'hyperhémie dans les capsules de Malpighi et au niveau des pyramides. On croirait volontiers que le gros rein blanc serait le fait de maladies de longue évolution. On n'est pas sûr de rencontrer toujours dans le rein le *micrococcus melitensis.*

Appareil pulmonaire. — Congestion banale également dans la majorité des cas ; plus rarement lésions de broncho-pneumonie. Épanchement pleurétique (2 cas, maladies longues). Soulié[1] a relaté des ulcérations du pharynx et du larynx multiples : ce dernier organe était envahi au point de décider à la trachéotomie.

Ce malade succomba avant l'intervention. La mort était le fait d'endocardite. Les ventricules du larynx étaient le siège d'altérations et d'œdème ; les cordes vocales également.

Appareil cardiaque. — Généralement le moins atteint, peut-être le trouve-t-on, parfois, flasque, pâle, mou. Dans le péricarde un peu d'épanchement sanguinolent ou séreux. *Myocardite* dans un cas de Lagriffoul et Roger (voir chap. *Complications*).

Système nerveux. — Simple congestion du cerveau.

« Aucune des lésions signalées par les auteurs, dit Schneider, n'est vraiment caractéristique ; ce sont les altérations banales de toutes les septicémies : injection par places des muqueuses gastrique et intestinale, sans saillie toutefois des follicules clos et des plaques de Peyer, exceptionnellement petites ulcérations, adénite mésentérique modérée, foie hypertrophié et congestionné, rate volumineuse, rouge

1. Soulié. Un larynx provenant d'un malade atteint de fièvre méditerranéenne. *Bull. médical de l'Algérie*, 1906.

vif ou sombre, friable et offrant des hémorragies interstitielles, reins hyperémiés, cœur plus ou moins flasque, péricardite avec liquide séreux ou hématique, foyers congestifs ou pulmonaires. »

Carrieu, Lagriffoul et Roger ont exposé des données à peu près analogues à la *Société de biologie* en mars 1910.

Après la mort, le *micrococcus melitensis* a été prélevé dans la rate (très souvent), le foie, la bile, le sang du cœur, les épanchements du péricarde, dans la moelle osseuse, les ganglions mésentériques; beaucoup plus rarement dans le rein; une seule fois dans les matières contenues dans le côlon.

« Toutes les congestions viscérales, dit Rousseau-Langwelt, sont des lésions banales, et on peut dire qu'il *n'existe pas de lésion caractéristique qui puisse servir de signature anatomique.* »

Des observations ultérieures plus fréquentes, nettement caractérisées, suivies d'autopsies, apporteront sans doute des documents plus instructifs sur l'anatomie pathologique de la fièvre de Malte, encore incomplète.

CHAPITRE XII

Prophylaxie

SOMMAIRE. — Importance de la découverte de Zammit. — Principales mesures prophylactiques. — Surveillance des animaux. — Importantes recherches et enquêtes de Nicolle et Conseil. — Leurs conclusions. — Décret de M. Jonnart. — Décret beylical. — Mesures et réglementations du gouverneur général de Malte. — Mesures de prophylaxie individuelle. — Les porteurs de germes. — La séro-réaction en milieu épidémique. — Vaccinations d'Eyre. — Grande contagiosité. — Moustiques. — Les enfants. — Prophylaxie collective. — A l'Académie de Médecine.

Après la découverte, par Zammit, du *micrococcus melitensis*, dans le sang et le lait des chèvres, il avait paru très simple d'instituer une prophylaxie sévère et rigoureuse. L'abstention définitive du lait de chèvre, surtout non bouilli, semblait s'imposer et être le point de départ de la disparition définitive de la fièvre de Malte. Depuis, on a reconnu que l'étiologie de cette infection était plus complexe. Manifestement, on trouve, atteints d'infection mélitenséenne, des sujets qui n'avaient jamais fait usage du lait de chèvre.

A la suite de recherches nombreuses, on est arrivé à penser que la prophylaxie devait considérer:

1° La surveillance des animaux contaminés, capables de transmettre la maladie à l'homme ;

2° Les mesures prophylactiques individuelles ;

3° Les mesures prophylactiques collectives (agglomérations, ateliers, villes, etc.).

I. — Surveillance des animaux contaminés capables de transmettre la maladie

Nous le répétons encore, c'est à la suppression, ou tout au moins à l'ébullition du lait de chèvre qu'il faut avoir recours pour éviter, dans une large mesure, l'infection par le *micrococcus melitensis.*

En Tunisie, la population israélite et maltaise, arabe et sicilienne, qui fait une grande consommation de lait de chèvre, paye un lourd tribut à la fièvre de Malte. Il en est de même en Algérie et dans d'autres contrées du bassin de la Méditerranée.

Sur l'heureuse et énergique instigation de MM. Nicolle et Conseil, qui luttèrent avec persévérance pour obtenir satisfaction et faire adopter par les pouvoirs publics l'intégrité de leurs conclusions, le Gouvernement beylical prenait un décret important, inspiré par les conclusions de nos confrères que nous avons déjà reproduites.

Ces conclusions avaient été présentées en avril 1909, à la *Société de pathologie exotique*[1] : le 25 septembre de la même année, paraissait au *Journal Officiel tunisien* le document suivant :

Nous Mohammed en Naceur Pacha bey, possesseur du Royaume de Tunis,

Vu l'article 12 du décret du 14 février 1904, réglementant l'importation et l'exportation des animaux et produits animaux ;

Considérant que les animaux de l'espèce caprine originaire de l'île de Malte sont des agents de transmission de la fièvre méditerranéenne et qu'il y a lieu, dans l'intérêt de la santé publique, d'interdire leur introduction sur le territoire de la Régence ;

Sur la proposition de notre Directeur de l'Agriculture, du Commerce et de la Colonisation,

Sur le rapport de notre Premier Ministre,

Avons pris le décret suivant :

1. Nicolle et Conseil avaient le 14 avril 1909, à la *Société de pathologie exotique*, présenté une enquête sur les chèvres laitières de Tunis, avec recherches entreprises à l'Institut Pasteur de cette ville. En novembre 1909, les auteurs étaient revenus avec de nombreux détails sur cette note préliminaire, après avoir examiné le pouvoir agglutinant du sérum de 2.060 chèvres (633 chèvres, dont 541 maltaises et 92 arabes agglutinaient).

Article premier. — Sont prohibés l'importation et le transit en Tunisie :

1° Des animaux de l'espèce caprine provenant de l'île de Malte ;

2° De la viande fraîche et des débris de ces animaux.

Article deuxième. — Notre Directeur de l'Agriculture, du Commerce et de la Colonisation et notre Directeur des Finances sont chargés, chacun en ce qui le concerne, de l'exécution du présent décret :

Vu pour promulgation et mise à exécution.

Tunis, le 22 septembre 1909.

Le Délégué à la Résidence Générale de la République Française,
Des Portes.

La déclaration, en Tunisie, de la fièvre de Malte étant devenue obligatoire, il restera à s'occuper de la réglementation de la vente du lait de chèvres du pays, qui peuvent être elles-mêmes contaminées.

En mars 1908, le gouverneur général de l'Algérie avait pris, lui aussi, un arrêté analogue, après un rapport qui lui avait été adressé par M. le Dr Edmond Sergent, sur cette même question. Les conclusions de ce rapport avaient été aussi, au préalable, adoptées sous forme de vœu par la *Société de Pathologie exotique*, en février 1908.

Vu l'article 36 du décret du 12 novembre 1887, portant règlement d'administration publique pour l'exécution en Algérie de la loi du 21 juillet 1881 sur la police sanitaire des animaux.

Vu l'arrêté du ministre de l'Agriculture, en date du 31 décembre 1887, prohibant l'importation et le transit en France des ruminants de toutes les espèces, ainsi que de leurs viandes fraîches et de leurs débris, provenant de l'île de Malte.

Sur la proposition du secrétaire général du Gouvernement :

Arrête :

Article premier. — Sont interdits l'importation et le transit en Algérie des ruminants de toutes les espèces provenant de l'île de Malte, ainsi que de leurs viandes fraîches et de leurs débris.

Article deuxième. — Les préfets des départements, les généraux commandant les divisions d'Algérie et le service des Douanes sont chargés de l'exécution du présent arrêté.

Fait à Alger, le 4 mars 1908.

Signé : Jonnart.

Malgré sa longueur, nous reproduisons le texte de la réglementation, instituée par le gouverneur de l'île de Malte, parue le 21 juin 1909, et dans laquelle on précise les mesures prophylactiques jugées indispensables à l'égard du commerce du lait de chèvre et des installations destinées à ces animaux, qui sont ainsi soumis à une surveillance rigoureuse et efficace.

1° Tout laitier qui possède des chèvres ou des brebis laitières doit en aviser, dans les quarante-huit heures, l'Inspecteur sanitaire du district et fournir tous les renseignements demandés par cet inspecteur. Celui-ci tiendra un registre et des renseignements seront consignés.

2° Toute chèvre ou brebis portera une marque ou un collier, ou toute autre marque distinctive, permettant de l'identifier, au jugement du surintendant de la santé publique. Chaque marque portera l'indication du district, un numéro d'ordre, outre les signes qui pourront être approuvés par le gouverneur.

3° Toute chèvre ou brebis inscrite comme ci-dessus, et tout autre animal fournissant du lait seront soumis à un examen d'un agent sanitaire au moins deux fois par an.

Le propriétaire ou le détenteur de ces animaux devra les présenter à l'agent examinateur à l'époque et dans le local désigné pour chaque district.

4° Tout agent sanitaire pourra, légalement, visiter et examiner, de temps en temps, et pendant la période qu'il jugera nécessaire, toute bête laitière ou non, dans le but de rechercher si elle est affectée de fièvre méditerranéenne.

5° Tout agent sanitaire pourra prélever aux animaux pour les examens prévus aux articles 3 et 4, un ou plusieurs échantillons de lait ou de sang.

6° Toute étable laitière sera pourvue de fenêtres dont la dimension ne devra pas être inférieure au douzième de sa surface totale et d'au moins deux ventilateurs, placés l'un près du plafond, l'autre près du sol. La surface totale de ces ventilateurs mesurera autant de fois un pouce carré qu'il y a quinze pieds cubiques dans la pièce.

7° Le sol de toute étable laitière devra être fait de matériaux imperméables, avec des caniveaux d'évacuation approuvés par l'ingénieur sanitaire. Si l'on emploie l'asphalte, la couche devra mesurer au moins un pouce d'épaisseur et reposer sur le rocher ou sur un sol bien battu. Si l'on emploie le ciment, la couche devra mesurer au moins quatre pouces et être composée de quatre parties de morceaux de pierre dure, deux parties de sable, et une partie de bon ciment de Portland.

8° Il est interdit de vendre, ou de conserver pour la vente, du lait provenant d'animaux qui n'ont pas été inscrits comme l'indique l'article 1er, ou qui ne portent pas les marques prévues à l'article 2.

9° Nul ne pourra, sans permission spéciale du surintendant, tenir un hôtel, restaurant, café ou toute boutique, où l'on conserve du lait pour le vendre comme boisson, sans que ce lait n'ait été au préalable bouilli. La preuve que le lait n'est pas conservé pour être utilisé comme boisson est à la charge du tenancier de l'hôtel, restaurant, café, etc.

10° Il est défendu de vendre, dans tous les lieux énumérés ci-dessus, du lait destiné à la consommation dans le local, si ce lait n'a pas été bouilli au préalable, à moins que ce lait ne soit trait, au moment même de la vente, d'un animal inscrit dans les conditions de l'article 1er.

11° Tout agent sanitaire aura le droit d'entrer dans les étables laitières, à quelque moment que ce soit, pour vérifier si aucune chèvre ou brebis laitière ne s'y trouve en contravention à l'article 1er, et aura le droit de pénétrer dans les locaux visés dans les articles 9 et 10, à l'effet de constater si les dispositions de ces articles y sont observées.

Il est inutile de faire remarquer toute l'importance d'une pareille réglementation si nette et si précise, dont la sanction sévère est facile.

II. — Mesures de prophylaxie individuelle

La surveillance de l'alimentation doit être minutieuse. Le lait de chèvre a été, dans les garnisons anglaises, remplacé par le lait condensé et les résultats ont été très rapides et très satisfaisants.

Il faut éviter également tous les légumes frais et tous les fruits non cuits qui pourraient être souillés par les poussières, par les urines d'hommes ou d'animaux contaminés, dans les marchés, dans les magasins voisins d'écuries ou d'étables.

L'eau de boisson devra être bouillie.

La propreté des mains sera sévèrement surveillée. Pour tout le monde, mais principalement pour les bouchers, chèvriers, palefreniers, cochers, laitiers, il serait indispensable de ne jamais toucher des aliments et les manger, sans lavage préalable des mains. Mais peut-on compter sur pareilles habitudes de soins personnels dans certains milieux de la basse population ?

Comme nous le disions dans un chapitre précédent, la désinfection des selles et des urines s'impose. Dans les milieux épidémiques ce sont tous les convalescents et les cas ambulatoires, *les porteurs de germe* qui sont les plus dangereux. En tout temps et en tout lieu, il faudrait punir sévèrement les infractions aux règlements de police qui interdisent d'uriner sur la voie publique.

Les prostituées malades, peu surveillées administrativement, elles aussi, sont *porteuses de germe*, dans les régions vulvo-vaginales. Des marins et des soldats se sont ainsi infectés. La recherche du *micrococcus melitensis* dans le mucus vaginal serait aussi excellente que celle du gonocoque, dans les milieux contaminés.

En temps d'épidémie, la séro-réaction pourrait être pratiquée fréquemment et largement sur les individus en contact avec les malades ou rapprochés d'eux.

Ainsi, on décélerait presque sûrement les origines des nouveaux centres d'infection.

Il n'est pas jusqu'aux vaccinations, d'après la méthode d Eyre, qui ne devraient être tentées pour éviter la propagation d'une *maladie grave*, par sa durée, ses suites et parfois sa terminaison fatale.

De l'avis de beaucoup de médecins, la fièvre de Malte serait extrêmement contagieuse: pour les praticiens, les infirmiers, les savants, les garçons de laboratoire; elle constitue un grand danger professionnel. Il est fréquent d'être atteint au cours de sa carrière : de nombreux exemples attestent ce fait.

Pour Nicolle, deux maladies seraient surtout périlleuses à étudier, la morve et la fièvre méditerranéenne : la première ne pardonne pas et fait des victimes malheureusement trop renouvelées; la seconde frappe aussi fréquemment, mais avec moins de sévérité, au point de vue du pronostic.

Ces données ont une grande importance pour la prophylaxie individuelle. Sauf les personnes qui sont forcées, professionnellement, d'approcher les malades, de fréquenter les laboratoires, il sera toujours bon d'établir de très rigoureuses mesures d'isolement des malades, et d'interdire l'entrée des laboratoires aux personnes étrangères aux services.

Il restera toujours très utile de se protéger de la piqûre des moustiques. Si cette prophylaxie ne doit pas être aussi parfaite que pour le paludisme, il devient souvent nécessaire, dans les milieux épidémiques, d'éviter par la moustiquaire, ou les toiles métalliques, une contamination toujours possible.

L'homme devra user de beaucoup de précautions vis-à-vis des animaux, d'écurie et d'étable, suspects d'infection par le *micrococcus melitensis* : l'âne, le mulet, le cheval, la vache, la brebis peuvent être atteints de septicémie de Bruce : il sera prudent de redoubler, à leur égard, de propreté et de soins.

Les femmes allaitant des enfants, au moment où elles seraient tombées malades, devront se séparer de leur nourrisson : le lait maternel pouvant devenir un mode de contage.

Les enfants n'échapperont pas à la surveillance attentive, si on veut les protéger. On sait avec quel plaisir ils vivent dans le commerce des animaux, brebis, chèvres, même mulets et chevaux. Ils sont les hôtes habituels des écuries, des étables, des greniers. Dans les pays chauds, en Tunisie, où on fait une grande consommation de lait de chèvre, on en pratique la vente et le commerce en plein air. Les troupeaux pérégrinent et déambulent dans les rues de la ville, ou s'arrêtent en des emplacements spéciaux déterminés pour le stationnement.

De toutes façons, quand les bêtes sont malades, elles contaminent tout ce qui les entoure, tout ce qui les touche et surtout le sol, sur lequel elles laissent les traces de leurs déjections (fèces et urines). Ce n'est donc pas seulement par le lait qu'elles sont un danger, mais encore par l'ensemencement véritable de la terre par le *micrococcus melitensis*, qu'elles abandonnent par la voie urinaire ou rectale. Et c'est justement au milieu de ces colonies microbiennes que les enfants prennent leurs ébats, jouant, vautrés sur le macadam des rues, couchés le long des haies où la chèvre broute une maigre pitance, secouant et remuant la poussière des chemins, absorbant de mille façons l'infection inévitable.

On lira avec grand intérêt les deux communications de MM. Nicolle et Conseil, dont nous avons déjà parlé. Ces observateurs ont procédé, sur place, à une enquête des plus sérieuses et des plus productives en données précieuses. Des photographies, d'un réalisme saisissant, montrent les promiscuités épouvantables dans lesquelles vivent, dans les populations maltaises et italiennes, bêtes et gens, en une seule grange, qui sert de chambre à coucher, d'écurie, de remise, de salle à manger, etc.

III. — Mesures prophylactiques collectives.

L'assainissement des maisons ou des quartiers contaminés s'impose. On sait combien, en Orient, dans les Échelles du Levant, dans tout le bassin de la Méditerranée, les populations maltaises, italiennes, indigènes sont souvent pauvres et misérables. Des fondoucks, de vastes caravansérails abritent des familles qui, pour toute demeure, disposent d'une seule pièce, souvent sans fenêtre, prenant jour et issue sur la cour unique. Les cabinets, les cuisines, les débarras y sont partagés en commun. Les enfants y jouent pêle-mêle. Les détritus, les déjections y sont entassés sans souci aucun d'hygiène. L'air circule mal, et à peine les ruelles étroites, boueuses et malodorantes, apportent-elles autre chose que des relents nauséabonds et méphitiques. L'urine souille les soubassements des murs dont la malpropreté est bien un excellent milieu de culture.

L'écoulement des eaux ménagères est imparfait : les latrines sont sans chasse d'eau. Que de choses à faire pour réaliser une prophylaxie à peu près efficace dans ces agglomérations, déprimées par la misère, affaiblies par la saleté, vouées par la vermine à toutes les contagions !

De ces misérables demeures sortent ouvriers, ouvrières, domestiques (petites bonnes, ménagères, cuisinières) qui vont porter dans les parties les plus riches des villes, chez les petits commerçants, chez les bourgeois, dans les magasins, dans les ateliers, tous les germes des maladies contagieuses. Ainsi s'expliquent bien des étiologies obscures.

Mais quelle surveillance exercer ? Toutes les mesures, toutes les précautions ne seront-elles pas illusoires ?

A la campagne, les paysans évitent difficilement le voisinage avec les animaux : les harnais, les traits, les charrettes, le fourrage véhiculent les microbes, et les litières en sont largement souillées.

Pour terminer, nous dirons que si la prohibition du lait de chèvre, non bouilli surtout, est excellente et a suffi très souvent à faire presque disparaître la fièvre de Malte : elle n'est pas capable à elle seule, dans la majorité des cas, de supprimer absolument toutes les chances et toutes les causes d'infection par le *micrococcus melitensis*.

Il faudra sévèrement éviter le contact et la souillure de l'urine des bêtes ou des hommes contaminés: on devra éviter, la maladie étant contagieuse (Nicolle), de se rapprocher des milieux épidémiques ou des gens atteints.

La fréquentation des hôpitaux où sont soignés des mélitenséens, des laboratoires où on étudie la fièvre de Malte, des écuries, des étables où sont des bêtes suspectes, sera rigoureusement interdite à ceux qui n'y seront pas obligés par nécessité professionnelle.

L'importation, la circulation, la vente des bêtes suspectes, le commerce de leur viande ou de leur lait, seront interdits. Ce sont des mesures sur lesquelles nous n'insisterons pas à nouveau puisqu'elles font, comme nous l'avons déjà vu, l'objet de décrets et arrêtés pris par les autorités dans les pays contaminés.

Dernièrement encore à l'Académie de Médecine le professeur Vidal signalait l'importance de la contagiosité de la fièvre de Malte et sa propagation redoutable par le lait des chèvres atteintes. Grâce à lui on obtenait un vote unanime portant sur le vœu de rendre *obligatoire* la déclaration de la fièvre méditerranéenne. On recommandait encore d'avoir bien soin de faire bouillir le lait de chèvre [1].

D'autres débats récents, à l'Académie, ont prouvé que nombre de médecins et d'hygiénistes étaient convaincus que, même en France, la maladie de Bruce faisait courir de gros dangers aux populations des villes comme des campagnes.

1. A la séance de la *Société de biologie*, du 26 novembre dernier, MM. Henri Vincent et Collignon ont fait la relation de leurs essais d'immunisation active de la chèvre contre la fièvre de Malte. Ils concluent ainsi :

« On peut espérer obtenir pratiquement l'immunité de la chèvre contre la fièvre de Malte par plusieurs injections sous-cutanées de cultures du microbe de cette affection, stérilisées par l'éther. Ce dernier antiseptique est volatil, d'un maniement facile ; on s'en débarrasse aisément : enfin il ne détermine aucune atténuation des propriétés vaccinantes du virus, qui, ainsi traité, sollicite la production d'anticorps presque aussi énergiquement que le fait la culture vivante. Cet antigène est bien préférable à la culture vivante atténuée de *M. Melitensis*. comme moyen d'immuniser les animaux : la culture vivante, quoique atténuée, pouvant transformer les animaux en *porteurs de germe.* » (*Bull. Médical*, 7 décembre 1910).

Le professeur Debove relata l'observation d'un de ses malades qui contracta la fièvre de Malte en Auvergne, où il avait fait usage du lait de chèvre.

Enfin, la contagion dans le laboratoire de médecine expérimentale de Lyon a été nettement relevé par MM. Arloing, Courmont et Gaté : un préparateur contracta la fièvre de Malte en manipulant fréquemment des cultures de *micrococcus melitensis*.

CHAPITRE XIII

Traitement

Sommaire. — Traitement symptomatique. — Médications antithermique, reconstituante, antinévralgique, antiseptique intestinale. — Valeur de l'hydrothérapie. — Médication antitoxique. — Les abcès de fixation. — Note du Dr Cattan. — Sérothérapie. — Bactériothérapie. — Vaccinations. — Diététique. — Supprimer avant tout le lait de chèvre. — Diète liquide pendant les pyrexies. — Le changement d'air. — Sa bienfaisante influence. — Médication hygiénique. — Propreté et aération. — Voyage en mer.

La plupart des auteurs ont reconnu, avec juste raison, qu'il n'existait pas de médication spécifique dans la fièvre de Malte. On se borne généralement à une intervention basée sur la prédominance des symptômes et la gravité des complications. L'action thérapeutique peut se classer de la façon suivante :

a) *Symptomatique.* — Elle sera antithermique, antinévralgique, reconstituante, antiseptique au point de vue intestinal.

b) *Antitoxique.*— On emploiera le sérum artificiel ordinaire, le collargol, l'électrargol, les abcès de fixation.

c) *Sérothérapique.* — Sérums spécifiques restés infructueux et incertains jusqu'à ce jour.

d) *Diététique.* — Très importante : elle devra être réglée avec détails et minutieusement pour, tout comme dans la fièvre typhoïde, éviter les rechutes, diminuer leur durée, réduire au minimum l'intoxication par les *ingesta*.

e) *Hygiénique.* —Aération. Changement de climat. Chambre, etc. Propreté générale.

Dans ces conditions, le médecin n'agira plus aveuglément et réglera son intervention avec prudence et précision, d'après une observation rigoureuse du malade.

MÉDICATION SYMPTOMATIQUE

MÉDICATION ANTIPYRÉTIQUE. — Elle s'adresse à l'élément fébrile de deux façons différentes :

1° Par l'usage des médicaments antithermiques ;

2° Par l'hydrothérapie.

1° *Antithermiques médicamenteux.* — La quinine, l'antypirine, la cryogénine, le pyramidon, l'aspirine, la phénacétine, l'antifibrine, ont été successivement conseillés et employés sans succès. Les échecs de la quinine, même administrée en injections intramusculaires, deviennent aussi un bon moyen diagnostique, entrela fièvre de Malte et le paludisme.Comme on le sait, dans toutes les pyrexies, la quinine fait presque toujours tomber la température ; mais, sauf dans le paludisme, cet abaissement n'est que passager. Au bout de très peu de temps, le thermomètre remonte : l'apyrexie n'a pas été durable. Si, au contraire, on a affaire à un paludéen, la chute de la température est très franche et elle se maintient, pendant plusieurs jours, au-dessous de la normale. La quinine n'a aucune action efficace sur la fièvre de Malte, qui lui résiste comme les autres infections : fièvre typhoïde, typhus, etc.

Le pyramidon jouit de la confiance de nombre de praticiens. Schoull en a signalé les bons effets dans un cas où toute autre médication avait échoué. Il faut l'administrer, disait cet auteur, à la dose de 50 à 60 centigrammes, par cachets de 0 gr. 10. Depuis, l'engouement pour le pyramidon dans le traitement de la fièvre typhoïde a fait étudier de plus près sa posologie : on peut aller jusqu'à 1 gramme et 1 gr. 50 *pro die*, par doses de 0 gr. 30. Pour ma part, je ne lui reconnais pas d'avantages sur les autres substances antithermiques. Dans le *syndrome de Bruce*, où on observe d'abondantes sueurs, le pyramidon en provoquant lui-même la diaphorèse, devra, semble-t-il, être toujours indiqué avec ménagement.

L'antipyrine ne paraît pas recommandable : elle n'abaisse la température que d'une façon transitoire. De plus, son action nocive sur le rein, dont elle diminue la fonction sécrétoire, doit la faire considérer comme dangereuse. Il faudrait, surtout, s'en méfier dans les fièvres de Malte accompagnées de néphrite légère, avec présence d'albumine dans les urines.

Schoull a recommandé l'association suivante :

Phénacétine.	1 gr.
Antipyrine	2 gr. 50
Acétanilide	0 gr. 50

divisée en six cachets : deux par jour.

L'effet est parfois remarquable, mais éphémère presque toujours : la température tombe de 1 ou 2° pendant vingt-quatre heures, mais repart aussitôt.

De toutes façons, en cas d'insuccès, au bout de quelques jours, on ne doit pas poursuivre l'emploi des antithermiques médicamenteux.

Pour ma part, je les déconseille presque toujours : leur nocivité ne fait pas de doute pour moi. Ils semblent abattre davantage le malade et leur innocuité pour le rein ne me paraît pas démontrée. Le pyramidon seul ferait, à mon avis, exception. Mais encore, préférerais-je l'administrer dans la fièvre typhoïde (associé à l'hydrothérapie), où il a une action évidente, plutôt que dans l'infection mélitenséenne où il n'est pas supérieur aux autres antithermiques.

Ils seraient surtout indiqués dans les cas d'hyperthermie et dans les états typhoïdes graves, quand il y a un véritable danger à laisser l'organisme supporter trop longtemps des températures dépassant 40° (temp. rectale). Il y a, dans ces circonstances, bénéfice réel à produire un abaissement thermique notable, ne serait-il que très passager.

2° *Hydrothérapie.* — C'est l'antithermique par excellence dans la fièvre de Malte, aussi bien que dans la fièvre typhoïde. On peut employer : les bains tièdes ou froids, suivant la méthode de Brand, les frictions ou les affusions froides, les enveloppements froids, les applications de glace sur la tête, le ventre et la région cardiaque, les irrigations intestinales froides.

a) *Bains tièdes ou froids.* — Ils seront employés de la même façon que dans la fièvre typhoïde. On débutera, pour tâter la susceptibilité du patient, par des bains à 30°. On pourra descendre jusqu'à 26 ou 25°. Il ne sera pas indispensable de les multiplier outre mesure : trois bains par vingt-quatre heures suffiront, dans la majorité des cas.

b) *Les frictions et affusions froides.* — Elles donnent de bons résultats également. On peut faire des frictions, à l'éponge, avec un mélange d'eau froide et d'alcool, avec du vinaigre simple ou aromatique, ou avec de l'eau de Cologne. Les lotions vinaigrées modifient heureusement l'hyperhydrose. Les affusions froides dans la baignoire vide, le malade y étant placé tout nu et assis, à l'aide de seaux d'eau tiède ou froide, sont efficaces. Elles remplacent le bain froid, quand on ne peut y avoir recours à cause du nervosisme du malade, ou pour toute autre cause.

c) *Enveloppements froids.* — Ils se pratiquent avec le drap mouillé froid, tordu, avec lequel on fait un maillot, en le doublant d'une couverture de laine, dans lequel le malade reste un quart d'heure environ. C'est un antithermique de valeur et un sédatif parfait du système nerveux.

d) *Application de glace.* — J'attache une grande importance, et une valeur thérapeutique réelle, à ces procédés. De bonne heure, sans que cela soit commandé par le météorisme, je fais appliquer en permanence sur le ventre, des vessies de glace, légèrement chargées et souvent renouvelées. J'en agis de même sur la tête, s'il y a des symptômes cérébraux (surtout dans les états typhoïdes graves), et sur la région précordiale, même sans aucune complication imminente du côté du cœur. Cette méthode m'a donné de bons résultats. Elle diminue sensiblement la température et l'hyperthermie n'est jamais aussi sévère. La résistance du malade s'accroît manifestement.

e) *Les irrigations intestinales froides.* — Pratiquées avec de l'eau bouillie froide, elles abaissent la température et favorisent les évacuations alvines, rares chez les malades atteints de fièvre de Malte, opiniâtrément constipés, comme on sait.

Quoi qu'il en soit de l'efficacité de l'hydrothérapie au point de vue curatif, on ne peut lui dénier une action tonique véritable. Elle se montre très utile dans l'infection mélitenséenne, à syndrome de Bruce, dans laquelle les malades sont fort incommodés par les sueurs fréquentes et abondantes. Le bain entretient la peau en bon état, et favorise l'élimination des toxines. L'hydrothérapie, à tous les égards, possède une action précieuse sur le système nerveux : elle combat l'insomnie en préservant également des complications ataxo-adynamiques.

Je la crois véritablement supérieure, dans la plupart des cas, à l'emploi des antithermiques médicamenteux. Le Dr Scialom, dans sa relation d'une épidémie tunisienne, faisait remarquer que la gravité des cas s'observait surtout chez ceux de ses clients qui par pusillanimité, ou médication intempestive, avaient refusé le traitement hydrothérapique, pour se borner à l'emploi des antithermiques chimiques.

Médication antinévralgique. — Il sera bon de ne pas rester inactif devant ces malades se plaignant d'algies diverses ou d'arthropathies.

Si les douleurs sont trop violentes, insupportables, il n'y a aucun intérêt à laisser souffrir le malade. En plus de l'hydrothérapie, qui peut diminuer la douleur, on se servira de la morphine ou des autres médicaments de la douleur. Je recommande la belladone, dont j'ai retiré de bons effets, et qui a une action efficace dans la constipation.

Dans le cas d'arthrite, j'emploie toujours des applications du mélange suivant :

℞ Salicylate de méthyle (ou ulmarène).	150 gr.
Baume de Fioraventi	ââ 75 gr.
Baume tranquille	

arroser largement l'articulation douloureuse et envelopper rapidement, avec ouate et taffetas gommé, et fixer avec une bande de gaze.

Le *Bromidia de Battle's* est une bonne préparation à recommander : par son bromure, son chloral, la jusquiame et le chanvre, c'est un sédatif de la douleur et un hypnotique sûr et sans danger, à doses thérapeutiques.

L'emploi du salicylate de soude, et surtout de la salipyrine, est sans inconvénients, et donne bien des fois des résultats remarquables, aussi bien au point de vue de la douleur, qu'au point de vue antithermique.

Médication reconstituante. — a) *Générale.* — On emploiera toutes les substances que la médication tonique tient à sa disposition : alcool, quinquina, kola, coca, ferrugineux, glycérophosphates, etc. MM. Huchard et Fiessinger ont préconisé le mélange suivant :

℞	Teinture de Bertuchef	20 gr.
	Hydrolat de cannelle	200 gr.
	Sirop d'écorces d'oranges amères.	40 gr.

Une cuillerée à soupe avant chaque repas.

J'ai volontiers recours à la vieille, et toujours sûre, *potion de Jaccoud*, ou encore à la formule suivante :

℞	Formiate de soude. . . .	ââ 5 gr.
	Extrait mou de quinquina. .	
	Teinture de cannelle . . .	4 gr.
	Glycérine	150 gr.
	Marsala, q. s. pour 300 centimètres cubes.	

F. s. a. — Quatre cuillerées à soupe par vingt-quatre heures.

Les jus de viande, la carnine, la musculosine sont de bonnes préparations, dont nous reparlerons plus loin.

Il faut faire une mention spéciale pour le cacodylate de soude l'arrhénal, et l'hectine. Ces dérivés arsenicaux, administrés par la voie sous-cutanée, donnent des résultats excellents. Je pense (cela demande des recherches nouvelles) qu'ils seraient des antithermiques appréciables, employés à haute dose. Mon interne, M. Roques, poursuit justement cette étude dans mon service de l'hôpital civil français de Tunis, aussi bien pour la fièvre typhoïde, que pour le paludisme et la fièvre de Malte.

J'ai pour habitude de faire donner chaque jour à un mélitenséen, une injection sous-cutanée à 0 gr. 05 à 0 gr. 10 d'arrhénal.

Les préparations ferrugineuses ou arsénicales, administrées par la voie stomacale, peuvent être recommandées, mais on leur préférera toujours comme plus certaine la médication hypodermique.

Les injections de strychnine ont également leurs partisans.

b) *Toni-cardiaque.* — L'huile camphrée, la caféine, la spartéine, rendront les plus grands services, de même la digitaline ou la strophantine, soit pour soutenir le cœur, soit pour régulariser son fonctionnement.

Médication antitoxique. — Le sérum artificiel, à haute dose, fait un lavage du sang dont bénéficiera presque toujours le malade, dans les cas graves, avec adynamie ou tendance au collapsus.

On a préconisé récemment, dans les infections généralisées, l'emploi, en injections veineuses ou intramusculaires, du collargol ou de l'électrargol. Tentés dans la fièvre typhoïde, ils ont également trouvé leur indication dans la fièvre méditerranéenne.

« L'année dernière, dit Scialom, j'ai communiqué, à la Société des sciences médicales de Tunis, le premier cas de guérison rapide et radicale d'une fièvre méditerranéenne par des injections intra-veineuses quotidiennes de collargol à 5 centigrammes. » (Scialom, *Contribution à l'étude de la fièvre méditerranéenne en Tunisie*, 1908.)

Sicard et Lucas se servirent du collargol en injections intra-veineuses et la fièvre fut coupée définitivement. Souleyre soigne trois cas, avec succès, par la même méthode.

J'ai essayé, dans plusieurs circonstances, les injections intra-musculaires d'électrargol, et j'ai cru observer des améliorations et même des guérisons. Je signale le fait, me reservant d'observer de plus nombreux cas pour être fixé sur la valeur de ce médicament.

A titre de dérivation antitoxique, on a souvent provoqué des *abcès de fixation* suivant le procédé de Fochier de Lyon. Bien des médecins sont partisans de cette méthode qui leur a donné des résultats satisfaisants indéniables.

A ce propos, mon confrère le Dr Cattan, de Tunis, a bien voulu me communiquer l'intéressante note suivante :

« La fièvre méditerranéenne est une infection gé-
« nérale qui a une tendance à se localiser, à la der-
« nière période de son évolution, sur tel ou tel or-
« gane (sciatique, orchite, tissu sous-cutané, etc...).
« Partant de ce principe qui me semblait être cons-
« tant, j'ai proposé il y a neuf ans à la Société de
« sciences médicales de pratiquer des abcès de fixa-
« tion, suivant la méthode de Fochier. J'interrogeais
« à ce point de vue plusieurs de mes confrères qui
« m'affirmèrent avoir vu souvent la fièvre méditerra-
« néenne s'arrêter à la suite d'un abcès formé spon-
« tanément, souvent au niveau d'une ancienne piqûre
« de quinine. Mon rapport fut publié dans le *Bulle-*
« *tin de l'hôpital civil*, que dirigeait alors mon ho-
« norable confrère le Dr Lemanski. Depuis cette
« époque, j'emploie cette méthode d'une façon cons-

« tante et j'ai obtenu ainsi de très bons résultats.

« L'abcès de fixation se fait dans le tissu sous-« cutané de l'abdomen, au moyen d'une injection « d'essence de térébenthine. La piqûre n'est pas très « douloureuse. L'abcès, dans les cas les plus favora-« bles, se forme en quarante-huit heures. Il n'est pas « rare, cependant, de le voir se collecter huit jours « seulement après l'injection. Il faut se garder d'ou-« vrir l'abcès tant que la température se maintient « élevée. Un abcès, ouvert trop vite, rend nulle la « médication. Lorsqu'il est sur le point de s'ouvrir « spontanément avant la *chute complète* de la tempé-« rature, il ne faut pas hésiter à faire une autre pi-« qûre avant d'ouvrir l'abcès. Le nombre de malades « atteints de fièvre méditerranéenne, que j'ai traités de « cette façon, s'élève à une trentaine environ. Ma mé-« moire ne me rappelle que cinq cas d'insuccès, in-« succès relatifs puisque la fièvre est devenue moins « violente, et qu'elle ne tarda pas à disparaître. Il ne « faut pas faire les abcès de fixation tout au début « de la maladie parce que cela est inutile. La mala-« die n'a pas encore tendance à se localiser. »

Médication antiseptique intestinale. — Dans les états gastriques très accentués, il sera toujours bon d'assurer la désinfection intestinale. Une double indication thérapeutique (antisepsie et purgation chez es constipés) fera choisir les purgatifs légers, sulfate de soude (à petite dose), citrate de magnésie (limonade Rogé), eau de Sedlitz, administrés le matin, tous les deux ou trois jours. Les cachets suivants m'ont donné de bons résultats :

℞	Calomel	0 gr. 20
	Scammonée.	0 gr. 05
	Poudre de belladone . . .	0 gr. 05
	Poudre de réglisse composée.	0 gr. 25

pour un cachet, le matin, tous les deux jours.

Toutes les eaux minérales purgatives, à la dose d'un verre à Bordeaux, ou un verre ordinaire, tous les deux jours, donneront de bons résultats également.

A titre d'antiseptiques intestinaux, on a employé le salol, le naphtol et le benzonaphtol, le bétol, etc.

Je voudrais accorder une mention spéciale aux ferments lactiques, mis en usage depuis quelques années : la lactobacilline, le lactéol, le biolactyle, la lactozymase, le kéfir, ou le ferment de raisin. Les quatre premiers s'emploient surtout en comprimés (3 à 6 par 24 heures) ; le kéfir peut, dans une certaine mesure, remplacer le lait ordinaire. Le ferment de raisin est efficace, à la dose d'un ou deux verres à Bordeaux par jour.

Médication sérothérapique.

Elle fut employée pour la première fois en 1898 par Wright, qui recommanda le sérum de singes immunisés. Après lui Foustanos et Neusser s'en servirent sans succès. Durand, de Cottes, répéta ces expériences. Prenant une chèvre indemne de toute infection mélitenséenne, il fit à l'animal des injections sous-cutanées de culture de microbes morts à doses successivement croissantes pour l'immuniser. On augmenta la puissance de l'inoculation par les injections intra-veineuses du *micrococcus melitensis.*

Le sérum de la chèvre en expérience agglutina bientôt, et des manifestations morbides spécifiques ne tardèrent pas à apparaître : amaigrissement, endolorissement des membres gênant la marche. Enfin, pour terminer, injection intra-veineuse de 5 centimètres cubes de microcoques vivants.

Avec le sérum, solutions concentrées dans du bouillon, puis ensemencement avec le *micrococcus melitensis*, qui cultive dans des conditions normales, sans être détruit par le sérum de l'animal immunisé, qui ne représente nullement le pouvoir *bactériolytique*, mais plutôt *opsonique*.

La sérothérapie de la fièvre méditerranéenne n'est

pas encore entrée dans la voie clinique pratique. Elle est encore à l'étude. Aldridge, Fitzgerald, Ewald ont expérimenté, sans grand succès du sérum de cheval immunisé.

L'emploi des vaccins suivant les procédés de Wright n'a pas encore non plus répondu aux espérances des auteurs. Rey était favorable à cette méthode. Basset-Smith n'a pas été encouragé, par ses expériences, à la recommander.

Sans chercher l'aide d'un sérum spécifique, qui n'existe pas encore, le médecin pourra, comme dans toutes les infections hyperthermisantes, se servir de sérum artificiel salé ou sucré, si on craignait pour le rein, dans les cas de néphrite légère. Je n'ai pas à insister sur cette médication bien connue de tous les praticiens.

Médication diététique.

L'alimentation du malade, dans une affection d'aussi longue durée, doit être minutieusement réglée. On s'accorde à reconnaître une grande valeur à la diète liquide : le lait bouilli, le bouillon, la décoction de céréales, le bouillon de légumes, le jus de viande, les œufs. On ne doit pas se départir de ce régime, durant toutes les périodes fébriles.

Il n'est pas mauvais de recommander de songer à faire supprimer *l'absorption du lait de chèvre non bouilli*, dans les milieux et les régions où cette pratique est coutumière. Il faudra toujours insister pour qu'on donne du lait de vache bouilli, des laits pasteurisés ou stérilisés, même des laits condensés étendus d'eau bouillie ou de décoction d'orge.

Leenhardt n'hésite pas à déclarer qu'il faut mettre tout mélitenséen au régime lacté exclusif, au début de sa maladie. Cette mesure serait trop sévère et risquerait de provoquer des dégoûts irrémédiables, de la part des fébricitants, pour cette alimentation trop rigoureuse.

Quand la fièvre diminue, quand les périodes apyrétiques sont nettes et assez longues, on pourra permettre les potages : tapioca, vermicelle, semoule, riz, corn-floor, crème d'orge, crème de riz; des purées, etc. Le tout sera fait avec une extrême prudence, un peu comme dans la fièvre typhoïde. La convalescence exige une alimentation reconstituante et des toniques généraux.

La somatose, le plasmon trouveront là un bon emploi.

Médication hygiénique.

Peut-être plus que dans toute autre pyrexie on devra veiller à la propreté générale du malade. Il faut lui réserver une chambre vaste et aérée, naturellement éloignée des bergeries, des étables, des écuries. On évitera le *balayage à sec* : bien plutôt, on lavera plusieurs fois par jour le sol à grande eau. On additionnera l'eau avec des antiseptiques : formol, sulfate de cuivre, etc. Avantageusement, on mettra à la disposition du malade et de son entourage, des solutions antiseptiques et désodorisantes.

℞ Essence de thym . . . . Essence de lavande. . .	} ââ 10 gr.
Sublimé	1 gr.
Alcool à 90°	q. s. pour litre.

Ou encore :

℞ Teinture de benjoin. . . Teinture de patchouly . .	} ââ 50 gr.
Essence de thym. . . .	10 gr.
Essence de géranium . .	1 gr.
Teinture de cannelle . .	15 gr.
Alcool à 90°.	q. s. pour litre.

On s'en servira pour les mains du malade et de l'entourage, après savonnage consciencieux et brossage des ongles à la brosse dure. On flambera les ustensiles servant le plus couramment. On désinfectera aussi, avec ces solutions, les urines et les matières fécales. Le malade à la suite des abondantes sueurs, ou après le bain, sera changé souvent de linge et, au préalable, frictionné avec ces mixtures désodorisantes, pour éviter la bromhydrose fréquente.

L'hygiène et l'asepsie rigoureuse des yeux, du nez, des oreilles et de la bouche seront instituées. Pour la bouche, l'eau oxygénée additionnée de dentifrice, et d'eau bouillie froide pour une moitié est très estimée.

L'aération devra être réalisée, la nuit, par le maintien des fenêtres entr'ouvertes, et dans la journée, par établissement de courant d'air souvent produit. Et ceci en toutes saisons, quitte à remédier au froid et aux intempéries par un chauffage raisonnable. On protègera prudemment le lit du malade par un paravent mobile.

Enfin, il est bon de réserver une appréciation très favorable pour la pratique du changement d'air ou de climat. Pour beaucoup de médecins, ce serait même la médication de choix : elle réussirait là où tout aurait échoué. Les médecins, rompus aux difficultés du traitement de la fièvre de Malte, l'emploient couramment, et ces usages ont prévalu dans le public sur nos côtes méditerranéennes.

Quand faut-il prescrire ce changement d'air ou de climat ?

Parfois en pleine période fébrile un déplacement d'une ville dans une autre, distante de la première de 10 à 15 kilomètres seulement, a suffi pour améliorer ou faire cesser une pyrexie de très longue durée déjà. Un voyage en Europe, dans les terres, sur la montagne, dans la forêt porte les meilleurs fruits. Dans la convalescence, le changement d'air ou de climat hâtera la guérison définitive.

Enfin je terminerai ce très long exposé par une indication qui, remplie par les malades à la lettre, leur procure un soulagement quelquefois rapide et définitif : je veux parler du voyage en mer.

Il jouit d'une grande vogue dans certains milieux médicaux, où on lui accorde une très grande puissance curative. J'ai vu, en Tunisie, embarquer des malades fébricitants, qui paraissaient devoir se trouver très mal du moindre déplacement, opéré dans les meilleures conditions possibles. La traversée d'Alger ou de Tunis à Marseille, à Palerme, Naples ou Gênes transformait en convalescent un valétudinaire affaibli et abattu.

Naturellement à la fin de la période fébrile ces

pérégrinations seront encore du meilleur effet et les malades en tireront grand bénéfice.

En résumé, on a eu tort, on le voit, de dire qu'il n'y avait pas de traitement de la fièvre méditerranéenne. Si nous n'avons pas pour elle des médicaments, comme la quinine pour le paludisme, et les salicylates pour le rhumatisme, ni un sérum comme celui de Roux contre la diphtérie, nous sommes suffisamment armés pour lutter presque toujours avec avantages.

J'insisterai, en terminant, sur la valeur de l'hydrothérapie, sous ses diverses formes, sur les injections de collargol, d'électrargol, ou de sérum simple, et, pour finir, le changement d'air ou de climat, très vantés à juste titre.

CHAPITRE XIV

Bibliographie

ALLEN. — *J. Roy. Army. med. Corps*, 1904.

ALBUTT-CLIFFORD. — *A New system of medicine*, London (Article du Prof. NOTTER), 1898.

AITKEN (Sir W.). — *Practice of medicine*, vol. 1, p. 595 (simple continued fever), 1872.

— Malarial fever at Roma. *British med. Jour.*, 1878, avril, p. 597.

AXISTA. — Ueber Leukopenie in Maltafieber. *Zentralbl. f. innere med.*, Leipzig, 1905.

AXISA. — Ein Fall von Psychose in Anchluss an Maltafieber. *Zentralbl. f. innere Med.*, Leipzig, 1906.

— Darmblutungen bei Maltafieber, *ibid*.

ATKINSON-MITFORD. — The malarial fever of Hong-Kong. *Lancet*, 28 avril 1894, p. 1054.

BACELLI. — La subcontine te tifoïde. Le *Senol* ital *de clinica medica Milano*, 1894, p. 138.

BASSET-SMITH. — Duration of med. fever, *British med. J.* London, 1903.

— Further notes on the prevalence of M. fever Statis. *Rep. Health*, Navy, 1902.

— The etiology of M. fever or undulant fever from a navel stand point. *B. M. J.*, 1904.

— Discussion on Malta fever. *B M. J.*, 1904.

Basset-Smith. — *Brit M. J.* London, 1906.
— *J. Roy. Sand Inst.*, London, 1906.
— A cutical examination of the blood *J. Roy. Army Med. Corps.*
— Further noter on the destribution of m. fev. *J. Trop. M.* London, 1906.
— Seine, further points in the etiology. *Ibid.*
— (P. V.) The traetment of Mediterrean fever by means of vaccines, with illustrative cases. *J. Hyg.* Cambridge, 1907.
— A critical examination of the blood of patients in hospital, the determine if other thon Mediterranen fever sera would agglutinate. *The M. M. J. Trop. M. Lond.*, 1907.
— The traetment of med fever by means of vaccines with illustrative cases. *Ibid.*

Ballantyne. — Malta fever in pregnancy. *Scot. med. S. J. Edinburgh*, 1898.

Bensis. — Contribution à l'étude de la fièv. de Malte, *Soc. méd. hôp.*, Paris, 8 oct. 1909.

Birt. — Med. fever in South Africa isolation of the M. M. *Brit M. J.* Lond., 1906.
— Medit fever in South Africa.
— South. Africain *M. Ree.*, Cape-Town.

Boileau. — « Remarks on fever in Malta with cases ». *Army medical Reports*, 1868, p. 478.

Bon. — Knox. Danubian fever, *Lancet*, 1892, 27 août, p. 507.

Boone. — Malta fever in China. *China M. Miss. J.*, Shangaï, 1905.

Borelli. — « Della febri di Napoli », *Revista clinica di Bologna*, 1877, août, n° 225.

Bozzolo. — *Communication au Congrès international de médecine de Berlin*, 1890.

Brault. — *Maladies des pays chauds*, 1898.
— *Société de médecine de Gand, compte rendu des séances.*
— *Mal. des pays chauds.*

Bonsfield. — Some remarks on protective inoculation against Malta fever. *J. Roy. Army med.* Corps.
— A case of Malta fever with ulceration of the smoll. intestine. *Ibid.*

Bruce (D.). — Malta fever. *J. Roy. Army med.* Corps, 1904.
— Recent researches in the epidemiology of M. fever. *J. Roy. Army med.* Corps, London 1907.
— Note on the discovery of a microorganisme in Malta fever. *Practitioner*, sept. 1887, p. 161
— « Observation of Malta fever ». *British medical Jour.*, 1889, p. 1101.
— « The micrococcus of Malta fever », *Practitioner*, avril, p. 241, 1888.
— Febbre di Malta. *Riforma medica*, 1889, p. 811.
— « On the etiology of Malta fever ». *Army medical Rep.* de 1890, publiés en 1892, p. 365.
— « Sur une nouvelle forme de fièvre rencontrée sur les bords de la Méditerranée ». *Annales de l'Institut Pasteur*, avril 1893, p. 289.
— Article « Malta fever » in *Dictionary of Medicine*, vol. II, p. 10.
— Article in *Hygiene and Diseases of Warm. climates*. Edimbourg, 1898.

Bull. de l'Inst. Pasteur, 1905, pp. 498 et 1001. 1906, p. 521. 1907, p. 745.

Cantani. — Interno ad un caso di tifo. *Morgagni*, 1878, p. 395.

Cantani. — La diversita dei quadri clinici nelle malatie da infezione, 1880. *Morgagni*.

— Sulla forma leggierissuna di febbre di Malta in Napoli. *Riforma med.*, 1905, p. 365.

— La febbre di Malta. Recherche clin. et bactériol. (A. C.). *Med chir. di Napoli*, 1907.

Cantaloube. — *La fièvre de Malte en France*, Maloine, Paris, 1911.

Cappozzi. — Della febra tiphoïdea atipica. *Lezione medico patrico contemporaneo*, 1885-1887.

Carageorgiades. — *Cyprus fever of febris complicata*, 1895. Lunasol Cyprus.

Carbone. — Un caso di febbre di Malta, *Arch. gén. de sc. méd.*, Torino, 1904.

Cardialiaguet (F.-J.-M.). — *Nos connaissances actuelles sur la fièv. médit. en Tunisie.* Th Bordeaux, 1905-1906.

Carraciolo. — La cellule globulifère des chèvres atteintes d'infection spontanée due au *micrococcus melitensis. Lavori. Institut. Clin. Messina*, 1907.

Cathoire. — Relation de deux obs. de f. m. *Caducée* Paris, 1906.

Castorina. — *Sulla febbre di Malta Morgagni*, Milano, 1906.

Chantemesse. — Article : Fièvre typhoïde in *Traité de Médecine* de Charcot, Bouchard, Brissaud.

Chartres. — Gastric remittent fever Army. *Medical Report*, 1867, p. 527.

Chioti-Lepidi. — Sulla cosidetta miliare di Palermo, *Morgagni*, 1885.

Cornwall. — Note on the diagnosis of Malta fever in India. *Indian. M. Gaz.*, Calcutta, 1904.

— Discussion on Malta fever, *J. Roy. Army.*

Cochez et Lemaire (F.-M.). — *Bull. méd. Algérie*, Alger, 1905.

Craig. — *American journal of medical sciences*, janv. 1903. *Le Caducée*, mai 1903. Observation de fièvre de Malte. Manoussos.

— « Rock fever », *Lancet*, 1885, nov., p. 1028.

— Observ. on M. fever in the U. S. Army. *J. Ass. Mil. Surg.*, U. S. Carlitte Par., 1904.

— *Interna clin. Philad.*, 1906.

Clarck (S.-F.). — Recent investigation into Malta fever in South. Africa South. af. M. *Revue Capetown*, 1907.

Cree (G.). — Recurrence of Malta fever. *J. Roy. Army. Med. Corps.* Lond., 1907.

Critien (A.). — Some observation on blood serum reaction in tubercule and. med. fever in Malta. *J. Trop. med. Lond.*, 1907.

Dalton et Eyre. — On the resistance of the M. M. to maist. Heat. *J. Hyg.*, Cambridge, 1904.

Danlos, Wurtz et Tanon. — Deux cas de fièvre de Malte observés aux environs de Paris, *Société méd. des Hôp.*, 4 déc. 1908.

Davies. — *Ibid.*

Davidson. — *Geographical Pathology*. 1898. Édimbourg, section Espagne et Gibaltrar.

De Blasi. — « La febbre continue epidemiche di Palermo ». *Giornale della Reale Accademia di medicina di Torino*, 1888, n°s 4 et 5.

De Brun. — Fièvre de Malte simulant un abcès du foie. Guérison rapide par la quinine à haute dose. *Soc. de path. exot.*, 11 nov. 1908.

De Dino (M.). — Aleune casi di febbre melitense cas complicanze. *Gaz. Sicil di Med. chir* , Palermo, 1906.

De Renzi. — « Sulla febricola ». Rivista clinica e terapeutica e *Riforma medica*, 1885, p. 165.

Duran. — La febra de Malta en Espanã. *Rev. sanit.*, Madrid, 1906.

Durand (de Cottes). — *Fiebbre mediterranea o de Malta en Espanã*, Madrid, 1908.

— *Traités et ouvrages.*

Durham. — *Journal of Pathologgy and Bacteriology*, déc. 1898.

Eyre et Faweett. — A case of sub diaphragmatic ad hepatie abcès consecutive to med. fever. *Guy's Hosp. Rep.*, London, 1905.

Eyre (J.-W.-H.). — Some observations on the morphology and biology of *micrococcus melit. J. Roy. Army med. Corps*, Lond., 1907.

— The milroy lectures on militensis scepticacinia (Malta or medit fever). *Lancet*, 1908, pp. 1677, 1747, 1827.

Ewart ad Fitzgerald. — Malta fever tracter for antitoxin. *Lancet*, 1899.

Fazio. — « Febbre napolitana ». *Movimento medico chirurgico*. Napoli, 1879, p. 239.

Fazio, Bruce et Hugues. — « La febbra mediterranea e la febbricola nostrana ». *Rivista internazionale d'igiene*, octobre 1893, p. 394.

Federici. — Sulla febbra miliare di Palermo. *Sperimentale*, 1885.

Fiorentini (P.). — Su di un mezzo culturale indoneo allo svilupo rapido dello micrococco melitense. *Policlin.*, Roma, 1907.

Gallart (F.) et Ferran (J.). — Formas clinicas observades en Barcelona de febris melitensis. *Gaz. san. de Barcel.*, 1907.

GALASSI. — Della febbre napolitana of febbricola del Prof. di Renzi. *Sperimentale*, 1885.

GARDON. — Contribution à l'étude de la fièvre méditerranéenne. *Bull. méd. Algérie*, Alger, 1906.

— (V.). — Etude descriptive de la f. médit. *Bull. méd. de l'Algérie*. Alger, 1907.

— A propos de la fièvre méditerranéenne. *Bull. méd. Alg.*, 1907.

GEORGIADES. — *La fièvre ondulante*. Th. de Paris, 1908, n° 209 et surtout les thèses de Hayat et Rousseau-Langwelt.

GILMOUR. — A fever notes on the bact. and. path. of m. f. statis., 1902.

— Descript of a method of cultivating the M. M. from smoll quantities of peripheral blood. *J. Roy. Army med. Corps.*

GIPPS. — « On Malta fever ». *Trans. of the epidemological of London*, 1890, vol. IX, p. 76.

Grèce médicale, sept. 1900. — « Melitaios pyretos ». Foustanoss, 1903. *Soc. méd. d'Athènes.*

GILLOT. — La fièvre de Malte. *Assoc. franç. pour l'avance des sciences*. Cherbourg, 1905.

— Pseudo-coxalgie méditerranéenne. *Associat. franç. pour l'avancement des sciences*, 1908.

— Hémorragie de la fièvre de Malte. *Assoc. franç. av. sc.*, 1907.

GUIFFRÉ. — *Sulle febbri continue epidemich., etc.*, Torino, Ermann, Loescher, 1888.

— « Febbre Mediterranea o pseudotifo » in *Trattato di medicina di* CHARCOT, BOUCHARD et BRISSAUD. Paris, Milan, 1893.

GOBBI (V.). — A proposito della relazione sulla febbre di Malta il XVI Congresso di medicina à Roma. *Giorn. internaz. di sc. med.*, Napoli, 1906.

GOBBI (V.). — Relazione sulla febbre di Malta (del Mediterranea in undulante). *Tommasi*, Napoli, 1905-1906.

GNUDI. — Interno ad un caso di febbre di Malta. *Bull. de sc. med. di Bologna*, 1904.

GUILIA. — « Sulla febbri endemiche di Malta ». Il Barth. *Gazzetta di Medicine Malta*, juillet 1871.

HAUSHALTER. — Fièvre méditerranéenne chez un enfant de trois ans. *Province. méd.*, 1908, p. 1.

HAYAT. — Thèse, Montpellier, 1903.

HELFIED. — Clinical note on M. fever. *Med. Presse et Crie Lond.*, 1904.

HEWLETT. — Med. or Malta fever. *J. Prevent. M. Lond.*, 1905.

HILL-CLIMO. — Malta fever in relation to local sanitary condition. *Lancet*, 1895, p. 1265.

HORROKS. — On the duration of life of the M. M. outside the human body. *J. Roy. Army M. Corps.*

— Fructer studie on the sacrophitie existence of M. M. *J. Roy. A. M. C.*

HORROKS ET KENNEDY. — Mosquitoes as a means of dissemination of M. fever. *J. Roy. Army Med. Corps.* Lond., 1906.

HORROCKS. — Contact experiments, *J. Roy. Army M. C.*

HORROCKS (W.-H.). — Med. fever in Gibraltar. *J. Roy. Army Med. Corps*, London, 1907.

— Notes of cases of Medit. fever occuring in Gibraltar during, 1906. *Ibid.*

HUGHES. — Investigation in to the etiology y of Mediterranean fever. *Lancet*, 1892, p. 1265.

— Sur une forme de fièvre fréquente sur les côtes de la Méditerranée. *Annales de l'Institut Pasteur*, 1893, p. 628.

HUGHES, BRUCE ET WESCOTT. — « Notes on Mediterranean or Malta Fever ». *British Medical Journ.*, 1893, 8 juillet.

— The diagnosis betwen enteric fever and the remittend fever of the Mediterranean. *Medical Magazine*, août 1894. *British Medical Journ.*, 28 juil. 1894.

— « The fevers of India and the Mediterranean ». *Lancet*, janv. 1895.

— The endemic fever of the Mediterranean. *Trans. of the Royal medic. and Chirurg. Society London*, 1896, p. 279.

— Undulant (Malta) fever. *Lancet*, 1896, p. 518.

— *Mediterranean Malta or undulant fever*, 1897. London H. K. Lewis.

— *Journal of tropical medicine* (1889). *Archives de médecine navale*, Paris, 1900.

JACCOUD. — *Leçons de clinique médicale*, 1883-1884. Delahaye et Lecrosnier, Paris.

— De la typhoïde sudorale. *Semaine Médicale*, 1897, n° 6.

JEANSELME ET RIST. — *Précis de Path. exotique*, 1908.

KALLER. — Laf. de M. à Smyrne Janus Amsterdam. Das Malta fieber en Smyrne. *Ztschr. f. Heilk.* Wien an Leipzig, 1905.

KELSCH ET KIENER. — *Traité des malad. des pays chauds.*

KENNEDY. — Notes on a case of chronic synowitis or bursitis due to the organism of. M. fev. *J. Roy. Army med. Corps*, 1904.

— A case of double and simultaneous infection by the organism of enteric and of M. f. *J. Roy. Army med. Cpr.*

Kennedy. — Examination of animals in connection with M. fever. *Ibid.*
— Bacteriological examination of cases of Medit. fever. *Ibid.*
Klein. — Malta fever in Tractise on hygiene and public. *Health*, 95.
Konnig. — Utersuchung uber die agglutination des *micrococcus melitensis*, *Ztsch. f. Hyg. u. Infections Krankh.* Leipzig, 1904.
Lamb et Birt. — *Lancet*, 1899, vol. II.
— *The medical Review of Reviews*, 1899, n° 13, p. 587.
Legrain. — *Revue médicale de l'Afrique du Nord*, 1898.
— *Revue médicale de l'Afrique du Nord*, 1900, p. 979-992.
— *Introduction à l'étude des fièvres des pays chauds*, 1900.
Levi. — Gravidanza e febbre medit. *Arch. di ostet. et ginec.* Napoli, 1904.
Levick. — *Lancet.* London, 1906.
Lemaire. — Sur la fièvre dite de Malte à Alger, *Soc. méd. hôp.*, Paris, 1905.
— A propos de la fièvre méditerranéenne. *Bull. méd. de l'Algérie*, 1907.
Legendre et Poisot. — *Soc. méd. des hôpitaux*, 28 fév. 1908. A propos d'un cas de fièvre à type récurrent chez un tuberculeux.
Le Dantec. — *Précis de Path. exotique.*
Mason. — Malta fever. *Tr. Texas M. Ass. Austr.*, 1903.
Manson (P.). — *Maladies des pays chauds.*
Mac-Leod. — « Case of purpura hæmorragica following Malta fever ». *Lancet*, 1897, p. 1410.
Moragliano. — Febbre simulanti la febbra typhoïdea à Genova. *Riforma medica*, 1891.

Marston. — Report on fever Malta, *Army medical Report*, 1863, p. 486.
Mastrolini. *Gazz. di osped.*, 1907.
Moffet. — Note in the endemic fever of Gibraltar, *Army medical Report*, 1889, p. 403.
Morgan. — Notes on the fevers of Alexandria, *Army medical Report*, 1882, p. 380.
Naab (M.). — Notes on the tractment and symptoms of M. fever. *Ibid.*
Neusser. — Compte rendu du *Congrès de Wiesbaden*, 1900, p. 157-181.
Newel (A.-G.). — Note on a possible casa of Malta fever Indian. *M. Gaz. Calcutta*, 1907.
Niclot. — F. med. chez un palustre. *Lyon médical*, 1907.
Nicolle. — Sur l'existence en Tunisie de la fièv. méditerranéenne. *Soc. de Biologie*, oct. 1904.
— Sur l'existence en Tunisie de la fièv. médit. *Caducée*, 1904.
Nicolle et Triolo. — La fièv. méditerranéenne en Tunisie. *Rev. méd.*, 1905.
— Application du séro-diagnostic à l'étude de la fièvre méditerranéenne. *Soc. de Biologie*, 1905.
Notter (J.-C.). — *Malta fever in sept. med. Albuth.* London, 1907.
Phillpps. — The distribution of M. fever, *Lancet*.
— Malta fever pecullar to malta? *J. Trop. med.*, Lond., 1906.
Progrès médical, 1900. — Fièvre de Malte Lebovici.
Presse médicale, 1901. — Une épidémie de grippe à Cannes.
Queirolo. — Febbre medit. o di Malta. *Policlin.* Roma, 1905.
Ramon y Cajal. — Los fieber oudulantes mediterra-

neas en Aragon. *Clin. med.* Zaragoza, 1904. *Ibid.*, 1905.

Reports of the Commission of Mediterranean fever, 1905-1907. And. in *Bull. Inst. Past.*, 1905, p. 498 et 1011. 1906, p. 521. 1907, p. 745.

Revue des Sciences médicales. — 1887, n° 31, p. 481. 1896, n° 48, p. 549.

Ross et Lewick. — Notes on sane of the blood. Nicking insects of the M. Littoral. *J. Roy. Army. med. Cop.*

— Experiments of the transmission of M. f. *Ibid.*

Ross. — The incubation period. of Malta fever. *Brit. M. J.*, Lond., 1906.

— The question of the mode of infection in Malta fever. *Ibid.*

— The prevalance of M. fever in Port-Saïd. *Ibid.*

Rossen. — Runge Veeber wei Falle von Malta fieber, *Münchener med. Wochenschr.*, 1905.

Rummo. — *Una forma de febbre infesttiva.* Napoli, 1881.

Sandwith. — Med. fever in Egypto, *Practitioner.* Lond., 1904.

Sandwith (F.-M.). — A lecture an Mediterr. fever, *Clin. J. Lond.*, 1907-1908.

Shaw. — *M. fever Statis*, 1902.

— *J. Roy. med. Corps.*

— M. fever in goats cows and other animal, *J. Roy. Army. med. Corps.*

— On the agglutination reaction in medit fever. *Ibid.*

— The incidence und distribution of med. fever. *M. London J. Prevent*, 1905.

Strachan. — Undulant fever in South Africa, *M. Rec.* . *Cape*, Fown, 1906.

Strachan. — Undulant fever in South Africa, *Bul. M. J. Lond.*, 1905.

Sergent, Gillot et Lemaire. — Étude sur la fièvre méditerranéenne chez les chèvres algériennes en 1907, *Ann. Inst. Pasteur*, 1908.

Sergent et Bories. — Études sur la fièv. méd. dans le village de Kléber. Oran en 1907. *Ann. Inst. Pasteur*, 1908.

Sergent (Ed.). — Études sur la fièvre méd. Recherches expérimentales en 1907. *Ann. Inst. Pasteur*, 1908.

Soulié. — Un larynx provenant d'un malade mort de fièvre méditerranéenne. *Bull. méd. Algérie*, Alger, 1906.

— La fièv. médit. d'après les dernières recherches. *Bull. méd. Algérie*, Alger, 1906.

Soulié et Gardon. — La séro-réaction de la fièvre méditerranéenne. *Ibid.*

Souleyre. — Relation de deux cas de fièvre méditerranéenne observés à Oran et traités par le collargol. *Bull. méd. Alger*, 1906.

Seales (F.). — A proposito della relazione sulla febbre di Malta. *Giorn. di med. e chir. Napoli*, 1906.

Scialom. — Contribution à l'étude de la fièvre méditerranéenne en Tunisie. *Revue de méd. et d'hyg. trop.*, 1908.

Sicre. — Sensibilisatrice spécifique dans le sérum des animaux immunisés contre le *micrococcus melitensis* et dans le sérum des malades atteints de fièvre méd. *Soc. biol. de Paris*, 1907.

— Sensibilisation spécifique dans le sérum des animaux traités par le *micrococcus melitensis* et dans le sang des malades atteints de fièvre méditerranéenne. *And. Inst. Pasteur*, 1908.

Sicre et Domenge. — Fièvre paratyphoïde A. à évolution particulière. *Arch. Inst. Past.*, Tunis, juillet 1907.

Sicard et Lucas. — Fièvre de Malte avec contrôle bactériologique. Guérison. *Société méd. hôp.*, 12 mars 1909.

Sicard. — Art. Fièvre de Malte. *P. M. C.* Paris, 1910.

Semaine médicale, 1890, p. 222. Société belge de médecine. Fièvre d'Europe dans les pays chauds.

— Fièvre de Malte, séro-diagnostic, 1897, p. 446.

Schoull. — *Bulletin de l'Hôpital civil français de Tunis*, mai-juin 1903.

Spina. — Sulla febbre infestiva o sudorale, 1902. Cattania. *Rassegna internaz. di medicina moderna.*

Simpson et Birt. — *Jour. of the royal Army med. Corps*, 1898, p. 593.

Sprawson (C.-A.). — Malta fever in Bundelkland, *Indian M. Gaz.* Calcutta, 1907.

Stefanelli (P.). — Contributo alla studio della siero-reazione pel micrococco maltese. *Rev. crit. di clin. med.* Firenze, 1907.

Tomaselli. — La febbra continua epidemica dominante in Cattania. *Assi dell' Academia*, Givena, 1886.

Torras y Pascual. — *Revista de Ciencias medicas de Barcelona*, avril 1908.

Travaux de l'Université de Messine, 1907-1908.

Veale. — Remarks on the cases of fever from Cyprus, Malta and Gibraltar. *Army medical Report*, 1879.

Vaccaro. — *Congrès de médecine de Palerme*, 1907.

Weill (G.). — La fièvre de Malte. *Bull. off. des Soc. méd. d'arrond. de Paris*, 20 avril 1909.
Williams (L.-M.). — Med. fever Infection in utero. *J. Roy. Army. med. Corps*. L. 1907.
Wright. — *British medical Journal*, mai 1897.
— *British medical Journal*, février 1898.
— *Lancet*, 1897, mars, p. 656.
— *Lancet*, 1899, sept., p. 701.
— Art. fièv. de Malte in *Nouv. Traité de* Gilbert et Thoinot.
Wurtz. — Article de fièvre de Malte in *Traité de médecine* Brouardel et Gilbert.
Zammit. — *British medical Journal*, 1900, p. 315.
— *Philadelp. medic Journ.*, 1900, p. 696.
— Insolations of the M. M. froom the blood J. Roy.
— *Vel. J. Lond.*, 1906.
— *J. Roy. Army. med. Corps.*
Zur Wert. — Unsere jetzigen. Kenntniss uber die ueber tragungsart der Miltesmeerfieber. *Deutsche mil arzth. Ztschr.* Berlin, 1907.
Zographides. — Αι νεωταται εργασιαι επι του Μελιταιου πυρετου. Ιατρικη προδον, Εν Συρω, 1904.

Travaux récents (1909-1910).

Durand (de Cottes). — Fieb medit. o del Malta in Espana. *Clin. med.* Zaragoza, 1909.
Bensis. — Contribution à l'étude de la fièvre de Malte. *Soc. méd. hôp.* Paris, 8 oct. 1909.
Jeanselme et Rist. — Art. Fièvre Malte. *Path. exot.*, 1909.

Wurtz. — Fièvre malt. en France. *Acad. méd.*, 26 oc. 1909. *Revue scient.*, 25 déc. 1909.

Spagnolio. — Feb. de Malt. à Messina. *Riform. med.*, XX, in p. 48.

Euthyboule et Gabrielidès. — *Pret. med.*, 1909, p. 555.

Strachan et Birt. — *Jour. Roy. Army. med. Corps*, 1909, p. 153.

Werner. — *Arch. f. Schiff. Tropenh.*, 1909, p. 333.

Nicolle et Conseil. —Rech. fièv. méd. entreprise Inst. Past., Tunis, *Bull. Soc. path. exot.*, 1909, p. 191.

Lapeyre (Fontainebleau). — *Journ. méd. et chro. prat.*, juil. 1909.

Weil (G.). — Fièvre de Malte, *Journ. méd.* Paris, 1909, p. 236.

Sicard et Lucas. — Fièvre de Malte avec contrôle bactériologique, guérison. *Bull. Soc. méd. hôp.*, 1909, p. 226.

Simon, Aubert, Blanchard et Arlo. — *Réun. biol. mensuelle*, 18 mai 1909. *Soc. path. exot*, 21 juil. 1909.

Aubert, Cantaloube, Thibault. — Epid. fièv. Malte, dans le Gard. *Soc. de Biol.*, 27 nov. 1909.

Fowler. — Malta fever on the Riviera. *Lancet*, 24 juil., 3 sep. 1909.

Guillain et Troisier. — Un cas de fièvre. Malt. Paris. *Soc. de Biol.*, 4 décembre 1909.

Gouget, Agasse-Lafont et Weill. — Nouveau cas fièv. Malt. contrac. en France, obs. à Paris. *Soc. méd. hôp.*, décembre 1909.

Lagriffoul, Arnal (de Tréviers) et Roger. — Fièvr. malt. dans l'Hérault. *Soc. de Biol.*, 7 janvier 1910.

Modinos. — Entérorragie fièv. malt. *Presse méd.*, 6 novembre 1909.

Roger. — Fièv. de Malte, *Gaz. des hôpitaux*, 22 et 29 janv. 1910.

Rauzier (Montpellier). — Deux cas de fièv. Malt. dont un compl. de fièvre thyph. Aperçu d'ensemble sur fièv. méditer. *Prov. médicale*, 12 mars 1910.

Sergent (Ed.). — Rev. générale sur fièv. médit. *Rev. hygiène et police sanitaire*, 20 août et 20 sept. 1910.

Paul Cantaloube. — *Fièvre Malte en France.* Maloine, 1911.

Lagriffoul et Roger. — Fièvr. Malte et trouble cardiaque. *Prov. méd.*, 18 juin 1910.

— Persist. réact. aggl. fièvre Malte. *Soc. de Biol.*, 15 janv. 1910.

— Diagn. rétrop. fièvre Malte. *Progrès méd.*, 14 mai 1910.

Carrieu, Lagriffoul et Bouquet. — Les anat. path. fièv. Malt. *Soc. de Biol.*, mars 1910.

Lagriffoul, Arnal et Roger. — Fièv. Mal. et typh. *Soc. de Biol.*, 5 fév. 1910.

Rauzier et Roger. — Fièv. Malt. durée plus de six mois, assoc. avec typh. *Soc. Sc. méd. Montpellier*, 28 janv. 1910 (in *Montp. méd.*, 3 avril 1910).

— Un cas fièv. Malt. symp. hépatique prédominant. *Soc. Sc. méd. Montp.*, 11 fév. 1910.

Lagriffoul, Mestrezat et Roger. — Sign. céph. rach. dans fièv. Malt. *Soc. de Biol.*, 18 fév. 1910.

Mestrezat. — Analy. sig. ceph. rach. fièv. malt., *Prov. méd.*, mars 1910.

LAGRIFFOUL ET ROGER. — Pseud.-rhumat. meditin. Rhum. chronique et fièv. Malt. *Gaz. hôp.*, 14 juin 1910.

PAGLIANA. — Fièv. Malt. *Marseille médical*, 1er mai 1910.

LEENHARDT. — Fièvre de Malte. *Le Journal médical français*, 15 août 1910.

SCHNEIDER. — Rev. générale, fièv. Mal. *Bull. méd.*, 10 sept. 1910.

R.F.

TABLE DES MATIÈRES

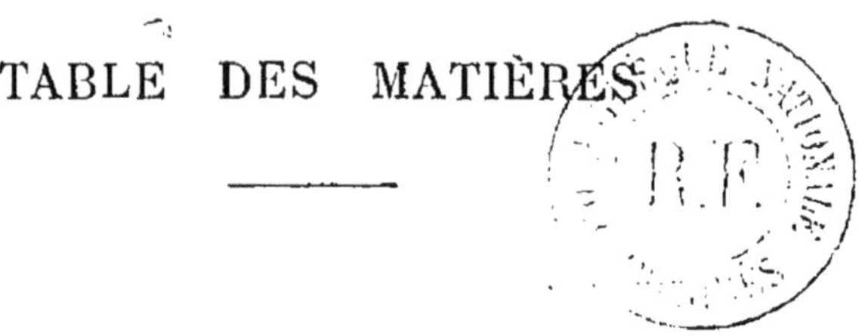

INTRODUCTION

Pages

CHAPITRE PREMIER

Nature de la maladie

CHAPITRE II

Historique

CHAPITRE III

Géographie médicale et distribution

CHAPITRE IV

Symptômes et marche : types cliniques

CHAPITRE V

Etude détaillée des symptômes et complications

CHAPITRE VI

Diagnostic clinique et par les méthodes de laboratoire

CHAPITRE VII

Pronostic et évolution

CHAPITRE VIII

Etiologie et épidémiologie

CHAPITRE IX

Bactériologie

CHAPITRE X

Discussion

CHAPITRE XI

Anatomie pathologique

CHAPITRE XII

Prophylaxie

CHAPITRE XIII

Traitement

CHAPITRE XIV

[stamp: R.F. BIBLIOTHÈQUE NATIONALE IMPRIMÉS]

MAYENNE IMPRIMERIE CHARLES COLIN

www.ingramcontent.com/pod-product-compliance
Ingram Content Group UK Ltd.
Pitfield, Milton Keynes, MK11 3LW, UK
UKHW021053230726
13926UKWH00004B/1813

9 782013 600781